真健康

HEALTH

［國家考試合格聽力師］黃銘緯 博士・曾雪靜 碩士級聽力師——著

聽力保健室

專業聽力師教你打造優質「聽」生活

推薦序

解答聽力問題的疑慮，真正幫助到聽損的朋友！

台灣耳鳴學會理事長 劉殿楨

人生第一次為新書寫序及推薦，非常興奮，比自己出書還高興！這本有關聽力的科普書是我的兩位優秀學生黃銘緯及曾雪靜所合著。他們都是我多年前在聽力語言研究所指導的碩士生，畢業後在學界及業界各自發展一段時間，現在都是實務經驗豐富的聽力師，特別在人工電子耳及助聽器的領域。並且已開始指導後進，成為台灣聽語界的中流砥柱。我個人十分以他們在專業領域的努力與成就為榮。

從日常看診的經驗中，知道一般人或病人對耳朵聽覺，特別是助聽器的觀念有很多不正確，「迷思」特別多，但門診繁忙，無法一一詳盡說明。多年來一直想提筆寫一些科普的書，對象是一般民眾。因為常常錯誤的觀念，會導致不正確的行為而危及健康或生活品質。但終究沒有完成，但最近許多耳科醫師及我這兩位聽力師學生，撥出原本有限的時間及精力完成了幾本有關聽力衛教或科普的書。個人十分欽佩，其實這樣的做法也許比在門診一個個看診及說明，更能有效促進社會的聽力健康。

本書的內容，前幾章是基本知識的陳述，接下來是各種聽力損失的介紹，大致以年齡排序，所有人都可能遇到。每章節之後都有讀者自己可以注意保養的技巧與知識，非常的實用。書中個人最認為最有幫助的是對聽覺輔具的介紹，包括人工電子耳和助聽器。因為二位作者都是業界的翹楚，經驗豐富獨到，寫來特別上手，而這方面也是許多病人所疑惑、不了解的地方。相信讀了這些章節，對助聽輔具的了解一定會大為增加。

最後，服務聽語界三十餘年，學生已成本領域骨幹，如今出書，老師倍感榮焉。也相信這本書能解答許多人對聽力問題的疑慮，真正幫助到聽損的朋友！

推薦序

幫助人聽得見，都看得見

伊甸社會福利基金會常務董事　**尹可名**

一個人過了巔峰期之後，隨著年齡增加，生理狀態就漸漸老化，大約在六十至六十五歲，身體機能便會漸漸衰退。老化會使整體記憶力衰退、動作變遲緩、視力漸模糊、聽力漸漸不靈敏……

到底哪一種感官先退化衰老，每個人狀況都不一樣。我認識一位百歲人瑞女企業家，到了九十歲還能打桌球，參加老人運動會多項競賽。有一天與這位阿嬤共餐，她自豪地跟我說，「牙齒還是偶的！」意思是說她沒有一顆假牙！她還要我拿著桌上的目錄給她看，之後說「我可以清楚看到目錄中最小的字」！這讓我非常訝異，我到了五十歲之後，看餐桌上精美的目錄，都還要拿下眼鏡貼近目錄看，才清楚。

只不過我和百歲阿嬤交談的時候，她常常會要我「再說一次……」，當然我不只一次重複說，她才能完整的了解。後來透過資深助聽聾人的手語老師協助，在銘緯執行長協助下裝了助聽器之後，這種「再說一次」的要求情況就沒了。

這位傳奇的百歲阿嬤曾經對我說，「我還很有企圖心」！她九十五歲時正式成立屬於聾人的「恩典以法大」教會。其實，一個有企圖心的人，從想法到做法的行動力，往往比一般人快速許多。這當中最能幫助她達成目標的途徑就是互談，互談需要用到「聽覺」溝通，有好的聽力，才能很快溝而有通。

一個人的聽力退化之後，不僅沒有良好的溝通品質，也會讓自己變得孤寂，對上帝創造的美好世界都會因為「聽損」，人際變得「寂靜」，人與人之間的互動也會減緩，心中有許多莫名的害怕，怕會錯意、說錯話，怕被誤會傷害自尊，在種種的憂慮當中，他的世界變小了。

其實，大部分長者到了髮白之齡，會聽不清楚他人所說的話，需要重複然後加大音量喊給他聽才行；對談之間又經常有聽沒懂、雞同鴨講……手機、鬧鐘響了很久都不知道，在公共場合聽手機，如入無人之境大聲吼，還有人說：「高音都聽不到」！還有一群不願接受自己聽力受損的年輕人，擔憂同儕譏笑，變得只能以尷尬微笑回應同學們的交談……

這些現象，在科技進步之下，年輕人可以戴上像時髦耳機的助聽器，改善聽力。精密的助聽器，不斷推出市場，讓消費者喜愛，但真正重要的是「助聽專業」的聽力師的專業能力，還有診斷、判斷經驗，特別對高齡長者需要不厭其煩以愛心、耐心、熱心、細心、用心的「五心」態度協助，才能滿足。

我的內人有家族性遺傳聽力障礙，十九歲開始二十四小時耳鳴不斷，漸漸高頻聽力越來越弱，無法接收子音氣音音頻，造成語音辨認困難，這種需要高度專業的診斷及調整，當遇見銘緯執行長之後，都安心許多。銘緯執行長是中山醫學院復健系聽語治療組畢、國立台北護理學院聽語障礙科學研究所畢，也是南京中醫藥大學臨床中醫博士畢，又是國立台北護理學院聽語研究所臨床實習指導老師、中山醫學院語言治療與聽力學系聽力組臨床指導教師，擁有國家考試及格的聽力師、教育部部定講師，助聽器選配資歷十餘年，對於聽損者的建聲相當有經驗。

在銘緯執行長專業加五心級服務，讓我的內人戴上助聽器助聽之後——重新聽到世界美妙的聲音，助聽她——與人互談重建豐富性，助聽她——內心世界從「無聲到有聲，世界變彩色」。

說真的，幫助聽損者「建聲」過程，長期陪伴不可少，銘緯執行長總是笑臉迎人，這種幫助人聽得見的溫暖服務，都看得見。

Contents

Chapter 2

每個人都可能碰到！難纏的疾病型聽損！

Chapter
3
打造優質「聽」生活

Chapter

4

不用最貴，但要最適合：如何選擇助聽器？

自序　從無聲到有聲，讓世界變彩色

黃銘緯

二十多年前，高中原本念最夯的理工組的我，在一次偶然的機會下，與遠在加拿大的親戚聊到未來的社會將是老人化社會，因此，大學聯考後，毅然決然地選擇當時還不是很熱門的復健醫療相關學系，成為中山醫學院復健系聽語治療組第一屆學生。畢業後服完兵役，沒有選擇進入大家所爭破頭的醫學中心，而是挑選了國內尚沒有聽力師進入的助聽器產業界工作。由於我是第一屆科班出身，工作不止不難找，還算是滿搶手的呢！

也許有些人認為，聽力師的工作就是使用者想要聽到什麼樣的聲音就調給他，其實不然，它是一項使用者需求與專業醫療之間取得平衡的專業。在國外，聽力師就像牙醫、心理師一樣，屬於獨立專科，而在台灣，耳鼻喉科醫師在醫療體制內做完精確的診斷後，關於後續的助聽輔具介入配套措施往往並沒有那麼完整，所以我選擇了在醫院體制外的環境工作，並且引進最新設備儀器來服務有需要的使用者。

協助使用者選配助聽器是一門學問。相同純音聽力圖檢查結果的患者，即使挑選使用相同的助聽器透過不同聽力師做參數設定調整，在不同使用者身上的效果表現也會相差十萬八千里！這些原因包括聽力師本身的臨床經驗、對使用者的需求理解、數位訊號處理，甚至其他周邊輔助性科技等因素都會影響到能否聽得舒適、清楚，而這些都必須仰賴聽力師的專業能力才行。

不少人對助聽器、電子耳等產品還停留在似是而非的觀念裡：像是覺得戴助聽器笨重又不美觀；或是聽別人說配戴經驗不好，戴了反而會造成干擾，因而抱持排斥的心理。在二十幾年的聽力師生涯中，我協助過不少聽力損失孩子們學習，或是幫助後天有聽損問題的人們重新回歸正常生活；許多家庭由於助聽器這項輔具的介入，改變了一家「三代」的命運。這是因為聽力損失問題發展比別人遲緩的小朋友，一旦聽力有了改善，他們的父母就可以安心地在外面工作；而當孩子能夠順順利利地長大，擁有謀生能力，自然就能養育更幸福的下一代。

聽力師需要與個案長期互動，彼此之間往往累積了細水長流的情感。很多聽力損失兒的家長剛認識我的時候都是哭喪著臉，一段時間後，我發現他們不只臉上露出笑容和充滿希望的神情，還開心地抱怨自己的孩子怎麼變得如此聒噪。看到這些家庭的成長與喜悅，我覺得很欣慰，說是助聽器改變了他們的一生也不為過。

助聽器或人工電子耳就像是使用者的第二個耳朵，重建大腦與外界的橋樑。輔具的介入讓聽力受損者原本失去功能的耳朵獲得重生，並且從無聲空間進入到有聲世界，人生因而有了更多美麗繽紛的色彩與溫度。

自序　用專業、同理心、耐心陪伴患者

曾雪靜

踏進聽力的世界已近十八年了，服務過上萬名的個案，有剛出生幾個月也有超過百歲的人瑞；有先天也有後天造成的；有輕度也有重度的，或是疾病引發的聽力受損，各式各樣的狀況不盡相同，但相同的是我想協助聽損者的心情，用我的專業讓她／他的世界可以多增添一點色彩。

聽覺是人類與外界連繫重要的橋樑，聽力損失，表面上好像只是影響了生理的功能，但漸漸地，日常溝通、學習、工作和生活品質都會因而改變，長此以往，逃避與人接觸、憂鬱、自信心不足……等心理層面的問題也可能慢慢浮現。聽損者對外界聲音不靈敏，例如：聽不見倒車雷達或腳踏車鈴聲、水煮沸時的汽笛聲等，又讓他們暴露於另一個危險之中。當我們的大腦長期缺乏足夠刺激，將導致認知功能和記憶力退化、反應能力下降、失智的風險也隨之增加。一般來說，聽力的衰減非常緩慢，甚至累積十年以上或更長時間，有時症狀又不明顯，所以很容易被忽視。聽損間接造成的問題，如：學習能力受到影響、家人朋友因為溝通不良的磨擦、引發失智症所需要的照護問題等，對於家庭和社會的衝擊不容小覷。如果能提早發現聽損問題，透過輔具介入多半會有一定程度的改善，也能降低後續造成的影響。

無法治療的聽損問題，應早期配戴助聽器，選購助聽器的細節及流程非常繁瑣，包含：了解病史、聽力評估及診斷、確認需求、助聽器的選擇、試戴及體驗，購買後的適應期及聽能復健計畫。過程中聽力師會傳遞聽力學的知識、做諮商說明，並且針對受損較嚴重的個案提供聽覺技巧及訓練，家人的參與及配合尤其不可或缺。

考量助聽器的品質及功能固然重要，但聽力師的專業服務更為關鍵，必須根據聽損者量身設計助聽器的追蹤計畫，陪同他們度過適應期，才能獲得良好的聆聽品質。在台大醫院駐診期間，我接觸了不少特殊個案，第一時間與許權振教授、劉殿楨教授討論、共同解決問題，在日後判讀聽力檢查結果、教育訓練上都有莫大的幫助。雖然每位個案情況不同，看到他們因為配戴助聽器，生活有了很大的改善之後，我也從中獲得滿滿的成就感。這些個案陸續回來追蹤聽力、保養助聽器，甚至主動跟我分享生活中的大小事，更讓我了解使用者真正的需要。我希望能夠藉由此書的出版，能喚醒社會大眾對聽力問題的重視，此外我也期許自己能夠秉持著永不放棄的精神，不斷地努力學習，用專業、同理心、愛心、耐心來陪伴每一位聽損者，解決他們的難題。

序章

你也可能是
聽損高危險群！

「別人跟自己講話時，有聽卻沒有懂。」

「在許多人參與的會議或聚會場合裡，經常聽不清楚。」

「家人或朋友紛紛反應，怎麼講話越來越大聲？」

「細小的聲音，聽起來很吃力。」

「走在路上時，後方有來車或有人在背後呼喚，卻渾然未覺！」

「電視和廣播的音量，越開越大聲……」

如果以上情況出現在你的生活之中，很可能是聽力出了問題。

聽得到不代表聽得清楚，要確認聽力是否正常，需要經由醫師專業診斷和聽力師儀器檢測，包括接受純音聽力測試、中耳鼓室圖測試與語音聽力測試等，來評估整體的聽力狀況。聽力閾值介於二十六～四十分貝者，屬於輕度聽損；聽力閾值介於四十一～五十五分貝者，屬於中度聽損；當雙耳（優耳）聽力閾值超過五十五分貝，即達到領聽覺障礙類身心殘障手冊的標準。

聽覺是我們與外界溝通很重要的橋梁，若是聽力出現問題，除了帶來生活中的種種不便，久而久之，也會導致內心猜忌不安、害怕與人接觸、自信心不足，因而產生社交退縮、憂鬱及焦慮等問題。

人到了一定年紀，任何器官都會衰退，包括聽覺系統。根據台大醫院耳鼻喉部耳科主任劉殿楨教授表示，六十五歲以上年長者之中，每三人就有一人可能有聽損狀況；從事聽力師的過程中，我也看到許多老人家為「重聽」所苦，無法與人正常地交談、互動，最後不得不把自己關在家裡，過著獨居老人的生活。由於他們的大腦長時間接收刺激不足，導致認知功能退化，無形之中增加了失智的風險。原本辛苦了大半輩子，應該是好好享受退休生活的時候，卻在人生下半場陷入愁雲慘霧之中，甚至成為家人的負擔，著實令人惋惜。

聽損問題不是老人的專利，隨著環境噪音的增加和科技產品的普及，出現聽損問題的年輕族群也越來越多，像是有些人習慣長時間配戴耳機來聽音樂、使用手機，不管是工作、念書、通勤、睡覺時耳機都不離身，很容易對聽力造成傷害。此外，生活和工作壓力、過度操勞、經常熬夜、飲食失調、用藥不慎也是聽力受損的來源，有位知名歌手就因為工作壓力過大引發「突發性耳聾」，錯過了黃金治療期，左耳聽力僅剩下六成，演藝事業大受影響。聽損年輕化的趨勢可說是一大隱憂，了解正確的聽力知識和照護觀念更是值得每個人重視的課題。

常見的聽損類型

聽力損失類型大致可分為四大類：

1.傳導性聽力損失

主要問題來自於外耳或中耳，例如小耳症、外耳道閉鎖、鼓膜穿孔、中耳炎、膽脂瘤、耳硬化症……這類型聽力損失單純只是傳導聲音受到阻礙，內耳、神經與大腦功能是正常的，透過聽力評估就可診斷出病因，並且藉由助聽器矯正。對於患者來說，只要提供足夠的音量，聆聽與聽辨語音能力幾乎跟正常聽覺敏感度者一樣。

2.感音神經性聽力損失

此類型聽力損失的原因不少，像是噪音傷害、老年性退化、藥物傷害、梅尼爾氏病、前庭導水管擴大症、突發性耳聾、基因異常、不明原因……等，這類型個案因內耳神經功能受損，無法透過藥物或手術方式來改善聽力，唯一的解決方案是藉由配戴助聽輔具來提升聽覺敏感度。此類型的聽力受損包含聽覺敏感度下降、聲音察覺的動態範圍變窄、聲音接收的頻率解析能力下降、與對接收聲音時間的解析能力下降等，尤其在噪音環境下聽取理解聲音會更吃力。

3. 混合性聽力損失

同時有上述兩種以上類型的聽力損失，稱為「混合性聽力損失」。受損的部位包含外中耳及內耳神經功能；簡單來說，聽損有傳導問題也有感音神經退化，例如聽力老化合併慢性中耳炎。

4. 中樞性聽力損失

指的是大腦功能的退化，而非耳朵構造本身的問題，常見於年紀較長的聽損者。他們大腦的認知、記憶、理解的功能較差，聽得到聲音，但卻無法理解內容。

聽損者常見的狀況包括從後方呼叫沒什麼反應、電視音量開很大卻不自覺、容易聽錯、高頻聽得不好，像是將「七」聽成「一」之類的；因為誤聽而答非所問、反應慢半拍、講話聲音較大聲……輕度聽損是指能夠聽到的最小音量為二十六～四十分貝。這類輕度聽損者，大部分不會意識到自身有聽力問題，因為對他們來說，平常一對一的說話、環境音的察覺都沒問題，難以聽得清楚的是較細小或遠距離的聲音。重度聽損者，大多優先考慮使用助聽器來刺激殘餘聽力。

認識聽覺構造

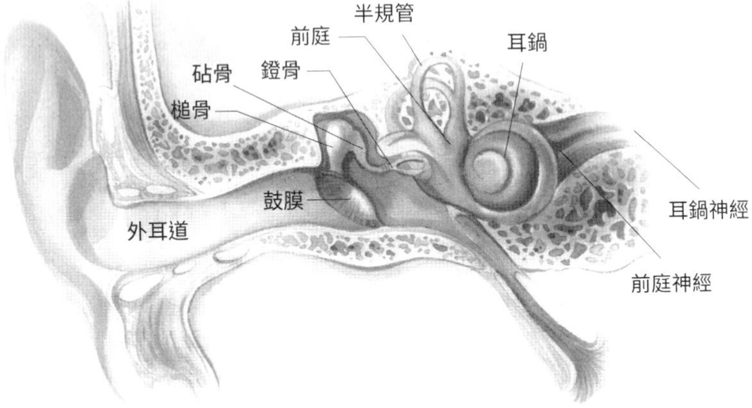

我們的聽覺構造其實是相當複雜且精密的，它包括周邊聽覺與中樞聽覺系統兩大部分。周邊聽覺系統由外至內大致區分為外耳、中耳與內耳；外耳包括外觀可見的耳殼與外耳道；中耳包括鼓膜與中耳腔內的三個聽小骨（槌骨、砧骨與鐙骨）；內耳則包括了耳蝸、前庭與半規管構造。

聲音的產生路徑是由外界所傳入的聲波訊號透過外耳殼接收後，經由外耳道的聲音共振傳導至鼓膜，將聲波的能量轉換成鼓膜的振動能量模式傳導，再經由中耳腔內的聽小骨鏈傳入內耳的耳蝸，藉由耳蝸內不同位置的毛細胞察覺並接受所傳入的能量再轉換成電流刺激至聽覺神經，傳入大腦中樞聽覺。

中樞聽覺系統泛指整個大腦中的聽覺皮質系統，縱括聽覺腦幹、中腦與丘腦的大腦皮質區。主要針對聽覺神經所傳入的聲音刺激進行分析與轉化，並將其區分傳至大腦各部位皮質區，與其他管理說、讀、寫的語言中樞產生連結。

耳朵的日常保健

我們都知道，為了保護視力，不可以長時間盯著手機或電腦螢幕觀看、或在光線不充足的環境下閱讀，但對於保護自己的聽力，卻常常缺乏危機意識。

守護耳朵要從日常生活做起，提供以下幾點建議：

1. 不要掏耳朵

不少人有用手指或棉花棒掏耳朵的習慣，但我們的耳朵內部是很脆弱的，胡亂掏耳朵可能會使外耳受傷，使用耳扒不當甚至會傷到聽小骨、鼓膜，進而影響聽力。平常洗完頭，耳朵若有些許進水，只要稍微側著頭，或是用吹風機的冷風輕輕吹一會兒就好，但請保持適當距離。

2.選擇對耳朵有益的食物

可攝取一些富含鐵、鋅、鈣的食物，有益末梢血管擴張、改善內耳血液供應，預防聽力衰退。

3.避免長時間接觸高分貝噪音

我們耳內的毛細胞相當敏感，若長時間暴露在高分貝噪音下，毛細胞便會受損，影響聽力的清晰度與敏感度。

4.使用耳機音量勿超過80%

隨著穿戴耳機的普及，許多人也開始習慣長時間使用耳機聆聽音樂，往往因為耳機音量過大而造成聽力的受損。一般來說，耳機音量建議勿超過輸出設定的80%，以避免長時間聆聽而造成聽力受損。

5.保持情緒與精神穩定

當我們的情緒起伏時，腎上腺素分泌會增加，可能導致內耳小動脈血管發生痙攣；當內耳供氧不足，就有機會發生突發性耳聾。

6.耳朵保健按摩

中國傳統醫學認為耳朵上分布著對應人體各器官的穴位，透過經常性搓揉耳殼各部位與耳朵前凹窩，刺激各穴位與經絡，對於活絡氣血與耳朵周圍血液循環有不錯的效益。

7.作息正常且規律

我們的耳朵時時刻刻都在接收著周遭的各種聲音刺激，適時的休息，過正常且規律的生活對於耳朵保健可說相當重要。過度的聲音刺激與熬夜往往會造成身體機能耗損，大腦無法得到充分休息，長時間下來，對於聽覺系統也會造成不可逆的損傷。

8.定期做聽力評估與追蹤

聽覺器官與身體的其他器官一樣，會隨著長時間使用而造成退化，定期做聽力評估追蹤可以早期發現聽力損失的情形。一旦發現聽力閾值開始退化，助聽輔具的及早介入是必要的，除了可以改善聽覺品質外，也可以減緩因為缺乏聽覺刺激而產生的大腦退化。

Chapter 1

孩子天生就「重聽」，我該怎麼辦？

「聽」在起跑點：別忘了新生兒聽力篩檢

人類從出生的那一刻起就開始發展語言能力。剛出生的寶寶只會發出哭聲、打噴嚏、咳嗽及哈欠聲，即使他們還未學會開口說話，仍持續在「聆聽」，這也是為什麼新生兒很快就能認得媽媽的聲音的原因。

寶寶學說話的歷程和大人學習外語類似，都是要先不斷地聽之後才會說，如果有聽損問題，語言發展會延遲，使得溝通產生困難。但是，輕度至重度聽力損失的孩子，倘若能有效利用殘存聽力，有機會發展出接近正常的語言能力。如果聽力損失程度太嚴重，即使配戴高功率助聽器仍無法獲得幫助，那麼孩子仍可藉由特殊溝通技巧來學習與外界溝通。無論選擇的是口語或是特殊溝通技巧，都是越早開始越好。所幸，大多數極重度聽力損失的孩子，因為聽力損失表徵較明顯，很容易被家長或主要照顧者發現。

嬰幼兒聽力檢查

語言發展發生於嬰幼兒早期，而此一關鍵期仰賴聽覺的適度發展，大腦聽覺中樞的可塑性在出生後十二個月內最佳，三歲後即不會再有顯著的改變。

儘管剛出生的嬰兒耳蝸已發育完整，但大腦的聽覺中樞需要一直接受環境聲音的刺激，才能發育完成。萬一大腦中原本欲用於聽力、語言的細胞轉變成其他用途，之後想要恢復其原有的功能就相當不易。研究指出，六歲以前被視為語言發展的關鍵時期，對語言的正常發展非常重要。

因此，出生後到滿六個月這段期間是聽力診斷與介入的黃金期。在這段期間內若能確切診斷，加上適當的治療與輔具介入，就能擁有正常程度的發展，並成為社會上有貢獻的一分子，便能減少將來因聽力問題造成個人及社會成本的負擔。

嬰兒出生後二十四小時內就可以透過儀器進行聽力篩檢，這些客觀型聽力檢查方式，受試者不需了解或配合反應，僅透過儀器的數據分析就能得到測試結果。

統計上，新生兒先天性雙側重度感音性聽力損失的發生率約為千分之一，如果是中、輕度聽力損失或單側性聽力損失，則高達千分之四至千分之十，所以絕不可忽視新生兒聽力篩檢的重要性。

不過，請家長們務必注意，即使寶寶通過了新生兒聽力篩檢，也不代表從此萬無一失。由於有些聽力問題屬於漸進型，在日常生活中還是要多留意孩子對聲音、語言的反應。

他不是笨，只是聽不到：聽障教授的逆襲人生

曾在美國攻讀博士的李教授，有相當多專利直接應用在高科技產業裡，然而這樣優秀的他小時候的智力測驗ＩＱ顯示為二十四，因而被國小老師看不起，甚至還斷言，「不管你怎麼努力，未來頂多只能在台北車站替人擦皮鞋！」

李教授的父親得知後，語氣堅定地告訴老師：「我兒子以後要到美國念書！」他從不認為自己的兒子智能不足，只是隱約察覺到或許是耳朵不好所造成的結果。於是，李爸爸去香港出差時買了一副外掛式助聽器回來給兒子配戴。李教授一戴上助聽器後，呼喚他時立即有反應，也能與人對答，證明了確實是聽力的問題，並非智力不足。

在那個沒有新生兒聽力篩檢的年代，配戴助聽器並不普遍，一般人對於助聽器往往缺乏正確認知，很多人連助聽器長什麼樣子都搞不清楚。

某天在課堂上，老師看到李教授戴著助聽器，以為他邊上課邊聽隨身聽，不分青紅皂白地就衝下台一把扯下他耳上的助聽器，讓他嚇了一大跳！幸好其他同學立刻幫忙解釋那是「助聽器」，才解除了這場誤會。

李教授的母親是台大外文系畢業，但他大學聯考時英文只考了五分，後來還差點面臨被死當的命運。由於英文是拼音語言，和象形字的中文不同，無法透過閱讀來學習，倘若聽力不好的話，在學習上相當吃虧。

早早就放棄英文的李教授，因為不想提早入伍，準備出國念研究所。但英文老師在課堂上的語調太快，他常常跟不上，只好硬著頭皮哀求老師替他將課文錄成錄音帶，帶回家聽。幸好，英文老師相當熱心，一口就答應，每次下課後會多花一小時的時間幫他錄音。而李教授也沒有辜負老師的用心良苦，英文成績一下子從五分衝到七十八分，托福成績甚至高達五五〇分！

李教授如父親所願到美國念書，到了國外，他發現華人學生的英文讀寫能力普遍很強，但聽與說的能力卻很差。換個角度來看，自己的聽力程度其實和其他人差不多，頓時信心大增！為了學好英文，他還逼迫自己每天去麥當勞用餐，藉此跟服務人員對話。由於服務人員必須要很有耐性地聆聽客人點餐，可以說是很好的聽說練習。

當聽力障礙變成人際障礙

李教授從小就被診斷為重度感音神經性聽力損失，小學四年級才開始戴助聽器，因此說話不怎麼清晰。上了大學之後，他看到同學們個個出雙入對、十分甜蜜，心理也升起了想要談戀愛的念頭。可是他不會說話，要怎麼追女朋友呢？左思右想，他決定到台大醫院的職能語言復健科積極地接受治療。

雖然語言訓練復健是一條辛苦又漫長的道路，但李教授從來都沒有放棄，或是退而求其次，改學手語。他很清楚大部分的人不會手語，唯有自己認真聽、開口說，才能與外界溝通。

聽力受損問題自然也影響到教學工作，每當他在課堂上遇到聽不到、聽不懂學生講話的情況時，只能依賴助教像擴音喇叭一樣，在講台前大聲複述一遍。看著其他同儕都陸續晉升為教授，自己當了八年助理教授，升等之路仍然遙遙無期，令他感到相當沮喪。

聽覺靈敏度和身體其他器官一樣，會隨著年紀逐漸退化，李教授眼看助聽器快要沒有辦法適當輔助日常生活和工作，只能將希望寄託在植入電子耳上。但李教授對於電子耳心生抗拒，擔心開刀會造成風險，便一直說服自己：「有助聽器就夠了」、「讀唇語還能讀懂百分之八十就行了！」

某天，李教授在桃園聲暉協進會聆聽一位師大特教系教授演講，他在演講中也分享了植入電子耳的經驗。會後，他立刻上前追問，「為什麼您上了年紀還想開電子耳呢？」篤信基督教的他一直認為，上帝創造人類的聽覺神經一萬六千條，只有二十多個頻寬帶的電子耳聲音解析度怎麼比得上？此外，裝上電子耳之後，自然的聲音不會被人工的聲音取代嗎？後來聽到的聲音不會破壞原本腦海中的記憶嗎？……也是他沒有說出口的擔心。

對方笑了笑，回道：「我覺得生活方便比聲音的記憶還重要。」這句話讓李教授當場茅塞頓開，解開了多年來的內心糾結，終於下定決心動了右耳電子耳手術。

植入電子耳後，當他第一次在大學校園裡聽到蟬鳴，才發現：「原來蟬的叫聲這麼吵！」原本聽不到垃圾車的〈少女的祈禱〉旋律，還有從水龍頭冒出的「嘩啦啦」流水聲竄入耳裡的那一刻，更令他感動到熱淚盈眶。早知道聲音如此豐富有趣，他去美國念書之前就會開電子耳，也許人生會有截然不同的風景！

不過，植入電子耳並非一勞永逸，之後得透過大量復健來重建聽力，不斷進行「輸入、輸出、建立語音檔案」的過程，必須要有相當大的決心和毅力才行。

李教授在課堂上和研究生互動時，會請每位學生將研究計劃「讀出來」，藉此進行語音辨識和輸入的復建，然後把各種聲音大量烙印在腦海裡。

原本戴助聽器的時候，他覺得自己的授課講得不錯，沒想到植入電子耳之後，才知道不夠好。幸好學生們都很有耐心，當他聽不懂時就再讀一次，減輕了不少心理壓力。

兩年後，李教授順利升等為教授。他在啟聰學校舉行演講時，鼓勵台下的學生們：「聽損不是人生的全部，活出看不見的生命才是人生！」他說，傳福音一直是自己的夢想，想要把更多傳遞希望、愛的美好訊息分享給他人。即使面對日漸衰退的聽力，未來另一耳可能不得不植入電子耳，但他仍不放棄任何機會，想要用自身的努力來克服種種先天上的不足。

李教授的成功經驗十分鼓舞人心，也證明了，只要堅持下去，人生永遠會有逆轉勝的可能！

由於聽力受損不像其他身體障礙那般明顯，很容易被忽略。早期，國內尚未有新生兒聽力篩檢，聽力問題不受重視，有些聽力受損者很容易被誤判為智能障礙。

過去的特殊教育法並沒有規定專業聽力師加入檢測，僅透過口語表達來測量受試者的智能情況，目前的常規檢查都會將「聽力檢查」加入檢查項目[1]，像李教授這樣的案例已越來越少。

聽損者在配戴助聽輔具後仍有可能在開放式空間、多人或遠距離的情況下導致聽不清楚，不論在學齡階段、工作上或一般生活時可能因此影響人際互動，導致自信心不足，身邊的人應該多一些關心並適時提供幫助。

臨床上舉凡語言發展遲緩、構音、注意力不集中、過動症、自閉症……等問題，建議再做任何評估及治療前先行確認聽力功能，避免因聽損問題影響受測結果。

1. 國民健康署自一〇一年三月十五日起提供全台灣所有新生兒免費進行聽力篩檢。根據最新統計資料，一〇七年接受篩檢的新生兒人數高達十七萬六千三百四十五人，篩檢率達98.1％，篩檢未通過的一千九百八十三人中，進一步確診出七百四十四位聽損兒，推算台灣新生兒先天性聽力損失發生率約為３‰至４‰，若能早期診斷，並提供適當的聽覺輔具矯正，就能避免影響學習。

聽損兒也能成為演講常勝軍?!

在一連串的因緣際會之下，我們認識了思妤（化名），看著她從一身公主裝扮站在台上表演的小朋友到長成亭亭玉立的少女，這緣分也持續十多年了。

思妤剛出生時，新生兒篩檢仍需要自費，思妤爸媽花錢做了檢測後得知孩子的聽力有問題，感到惶恐。當時有關聽力的資訊不多，他們只知道孩子聽力不好，也不清楚是出了什麼問題。

在思妤一歲前，爸爸媽媽帶著她跑遍了台北市各大醫院的耳鼻喉科。之後，透過基因檢測與影像檢查，才確診為「前庭導水管擴大症（enlarged vestibular aqueduct syndrome）」。前庭導水管擴大症是一種先天性遺傳性疾病，被認為是常染色體隱性遺傳病（autosoml recessive inheritabledisease），主要症狀是幼兒波動性感音神經性耳聾、眩暈，會出現聽力突然下降或逐漸下降的現象，發現時多已屬於中重度感音神經性聽力損失。而十幾年前，這病症在台灣並沒有特別受到關注。

診斷後醫生建議讓思妤植入人工電子耳。只是，當年人工電子耳手術成功率與接受度不高，思妤爸媽很擔心動了手術之後，會影響到孩子的未來發展，一時之間無法做出決定。

於是，思妤三個月大就開始戴助聽器，在她稚嫩小巧的臉龐掛著助聽器顯得有些笨重，而且由於必須時時配戴著，生活上也造成許多不便。

前庭導水管擴大症棘手之處在於，聽力損失程度會一直波動與惡化，而且很難掌握惡化的程度與時間。為了全心全意照顧思妤，思妤爸媽輪流在家帶小孩，也不敢奢望再生一個弟弟妹妹來陪伴她。

由於不知道什麼樣的狀況會使孩子聽力損失程度惡化，未知因素太多，而接收到的資訊又過於龐雜，令思妤爸媽感到無所適從。每當思妤稍有與平常不同的反應出現時，為了在黃金治療期搶救思妤的聽力，趕緊帶著她去醫院掛急診。然而，每個醫生治療的方式不同，有些建議高壓氧治療介入、有些則是開類固醇的藥，加上奔波往返，常讓他們感到身心俱疲，對孩子來說也是一種煎熬……

思妤上小學後，由於聽力狀況起起伏伏、波動很大，經常無法穩定控制聲音與音調，導致講話清晰度時好時壞，心情因此大為沮喪，顯得落落寡歡。

得知思妤的狀況，我們確認她所配戴的助聽器已無法確實解決聽力問題，經過完整評估後，建議重新選配符合她的聽力程度並且適量保留聽力波動空間的助聽器。往後幾年，透過助聽器輔具的介入，她的學習狀況也持續地進步。

比起一般孩子，前庭導水管擴大症患者需要其他人更多的照顧。因此，我們親自到思妤的學校瞭解她的學習環境，並向老師提出在校活動限制建議，例如體育課不要讓她從事過度劇烈的運動，以免頭部受到外力碰撞；參與朝會時避免在大太陽下久站。

思妤能夠克服聽力損失的先天不良條件，這都要感謝一路陪伴在她身邊的父母積極配合。此外，我們也告訴思妤爸媽，孩子的雙耳除了一起訓練，也要分開訓練，才能讓聽力更好。思妤是一個對自己要求很高的孩子，她一直努力讓自己說得更好，今年十六歲的她，不僅是學校演講比賽的常勝軍，還在音樂會、校慶等活動擔任司儀、主持人，表現得相當活躍。

雖然前庭導水管擴大症不好處理，但可以避免聽力損失程度持續惡化。像是這類個案的聽力損失程度屬於波動性，挑選助聽器時必須預留波動空間。一旦察覺聽力損失程度有波動，就要立即醫療介入。此外，也要選擇適當的活動，避免發生危險。

前庭導水管擴大症注意事項

雖然前庭導水管擴大症不好處理，若是能夠把握以下三點原則，就可以避免聽力損失程度持續惡化：

- 這類患者的聽力損失程度屬波動性，因此助聽器必須保留波動空間。一有波動，就要立即醫療介入，以免錯過黃金治療時機。
- 透過日常行為來觀察孩子，密切注意其聽力變化。
- 選擇適當的活動。

孩子最好的聽能復健夥伴，就是你

還記得小如（化名）媽媽當初帶著她來我們的聽力中心時，一臉沮喪的表情，眉頭更是糾結得化不開。

小如是媽媽的第一胎，原本全家人滿心喜悅地迎接她的到來，沒想到寶寶在新生兒聽力篩檢的項目中竟然沒通過。雖然醫院表示還要繼續追蹤、做進一步檢查，才能確認寶寶的聽力是否異常，但是，坐月子期間，小如媽媽完全無法放下心裡的重擔，憂心忡忡地想著小如今後的人生該怎麼辦。

經由其他家長的引薦，小如媽媽向我們求助。我們先是針對醫院所提供的各項檢查報告做說明，再與她一起評估寶寶的各項聽覺反應，幾次下來，小如媽媽臉上不安的表情有了轉變，原因不是結果顯示聽力損失程度變正常，而是在這個過程中，身為家長的她更了解寶寶整體聽覺狀況，懂得如何幫助孩子，陪伴她一起成長和學習。

小如雖然是先天性中重度感音神經型聽力損失，但由於從小就配戴助聽器，目前在學習語言與聆聽聲音方面都適應良好。

在聽覺與語言學習黃金期內，透過適當的助聽輔具補償該有的聽覺輸入刺激，可以讓孩子在大腦學習上不落人後。而且，孩子年紀越小時就配戴助聽器，也比較不會產生抗拒感。他們知道必須透過助聽器才能聽到聲音，與外部環境連結。

要提醒家長的是，對於聽損的孩子配戴助聽器必須有合理的期望，並不是一戴上助聽器後什麼問題都解決了，也無法「馬上」就跟一般聽力靈敏度正常的孩子一樣反應，甚至對話自如，之後還得持續追蹤、治療與學習。

戴上助聽器後，通常會有兩、三個月的適應期。而且，孩子從戴上助聽器後，才真正開始學習、認識聲音。其中有一點要特別注意，由於小小孩的活動量大，可能會戴不住助聽器，此時家長務必協助孩子理解「為何需要配戴助聽器」，讓孩子不會因為按捺不住而拔掉。

相對於其他身體障礙，聽力損失是比較容易改善且克服的問題。若藉由輔具適時協助孩子聽得舒服又清楚，一旦生活環境適應良好，連帶地也會影響到他們日後的心理與人格發展，變得更有自信。事實上，克服了身體的限制後，每個人都能發揮潛能，拓展各種可能，千萬別因為聽力的局限就限制了孩子的發展，埋沒了他們與生俱來的天賦。

面對孩子的聽力損失，請記得您並不孤單！

當醫師宣判孩子有聽損問題，第一時間會讓做父母的感到震驚與不知所措，一時之間難以接受。心想：「為什麼？為什麼是我的孩子？」因為不在預期之中，會有這樣的反應是正常的，接受這個突如其來的事實也需要時間。面對問題，最好的方式就是保持開放的態度，坦然接受他人給予的協助。

您可以直接詢問醫師、聽力師或相關專業人士的建議，或是聽聽其他聽損兒的家長們的經驗，相信對於聽損問題的瞭解越多，對您的幫助越大。事實上，聽損比您想像的來得普遍，像美國這樣醫學發達的國家，大約三千萬人有聽力損失的問題，而八歲以下聽損兒也有大約一百萬人之多。以台灣一年三十萬個新生兒的比例來看，國內外新生兒先天性雙側重度感音性聽力損失的發生率約為千分之一；如果加上中、輕度或單側性聽力損失，發生率高達千分之四至千分之十。

聽能創健：帶聽損兒重新走入世界

先天性聽力損失的嬰幼兒，不論何種聽力損失程度，都會造成不同程度學習上的困難，配戴合適的助聽輔具是第一步，後續的聽能創健及追蹤則是關鍵。

許多聽力受損者並非完全聽不到聲音，大多都還有殘存聽力，只是發生當時沒有適當的聽覺輔具處置而錯失了學習語言的黃金期，十分可惜。若能早期診斷，選擇適合的助聽輔具，搭配聽能創（復）健與語言治療的介入，都有機會重新學習口語溝通。

聲音是透過察覺（detection）、分辨（discrimination）、辨識（identification / recognition）與理解（comprehension）的過程循序漸進地

學習與發展，很多聽損兒因家長積極投入療育，長大之後的口語、認知、閱讀能力比同年齡者還要好。

如果聽力損失的程度嚴重，即使已配戴助聽器或人工電子耳一段時間，或是無法從聽能復健獲得幫助，仍然可藉由其他方式來學習與外界溝通，前提是越早開始越好。

如何陪伴零歲到六歲的孩子聽能創建

我們聽力中心的復健師淑玲（化名）是聽損兒的家長，身為過來人，她十分理解陪伴聽力損失孩子做聽能創建的重要。

很多陪伴孩子到中心來上課的媽媽一見到淑玲，還沒說幾句話就哭了出來！那種莫名的挫敗感和不知明天會如何的深深沮喪，她都經歷過，也都懂。幸好她的先生完全支持她，不管她想發洩一下情緒或是抽離放空，淑玲的先生二話不說，立刻補上主要照顧者的位置，讓淑玲可以在瀕臨壓力臨界點之前，去看部電影，或是喝杯咖啡，好好地放鬆一下。

休息是為了走更長遠的路，如果父母一直壓抑情緒，或者負面情緒沒處理好，讓孩子在聽能創建過程中倍感壓力、心生挫折，很可能就會影響到他們原本想要努力聽到、說話的信心。

聽力受損的嬰幼兒在一、兩歲的時候，父母可能還是不確定他們聽到什麼，因而感到憂慮。事實上，嬰幼兒從三個月起就能透過助聽器的輔助，練習聽聲音。順著嬰幼兒對某些東西的興趣，循序漸進地輸入聲音，例如大多數的孩子會對音樂有反應，不管是播放CD或是在Youtube尋找適合的音樂都可以，給孩子聆聽一些快節奏、慢節奏、大聲、小聲的音樂，觀察他們是否跟著旋律擺動，「嗯嗯啊啊」地發出聲音。

以下是淑玲分享的經驗談：

1.不斷地和孩子說話，給予孩子練習說的機會：

淑玲說她會對著還是嬰孩的女兒不斷重複一些關鍵詞，像是「奶奶好好喝」、「用手拿奶奶」、「奶奶燙不燙」、「媽媽吹一吹奶奶」，反覆說著「奶奶」這個關鍵字，來加強孩子的聽力和認知能力。記得，一定要「輸入夠了」，才能讓孩子有機會開口說出來。

為了加強孩子的聽力訓練和口語表達，她把聽語基金會課程提供的CD錄在錄音帶上，然後再用錄音機「慢速播放」，讓孩子聽得更清楚。她和孩子一起玩用肥皂水吹泡泡，藉此練習「ㄨ」、「ㄩ」的嘴型；讓孩子吃棒棒糖或是冰淇淋，練習用舌頭舔，甚至把冰淇淋沾一些在孩子的上嘴唇，請她舔乾淨，也是在訓練舌頭的功能。當孩子出現吐口水之類的動作時，千萬不要嫌孩子髒，也不要阻止，因為這是發出「ㄅ」、「ㄆ」發音的本能反應。

生活中的任何事情都可以練習聽和說，努力找出孩子有興趣的主題，持續進行。

為了訓練孩子完整地說句子、說一件事，她會和孩子玩增長句子的遊戲，例如：狗↓有一隻狗↓有一隻白色的小狗↓有一隻白色的小狗在搖尾巴↓有一隻白色的小狗在對著我搖尾巴。

最重要的是經常頻繁地和孩子說話，即使他們無法完全瞭解，卻是幫助他們發展口語最好的方法。當孩子與其他人交談時，請不要在一旁擔任翻譯或是代言人的角色。此外在說明一件事時，盡可能用比較簡潔的句子來表達，會對他們更有幫助。

就算孩子有時會發脾氣、哭鬧不休，但是做父母的一定要穩住，千萬不要抓狂。

她堅持讓女兒用嘴巴說，然後告訴她：「妳要說清楚」、「妳要說成完整句子」，不被孩子的情緒影響，更不急著替孩子把話說完。即使孩子哭了，也要持續下去，直到理解為止。不管輸入輸出重複幾百次、幾千次，都不要心急，要給孩子一些回饋的時間，永遠不要放棄讓他們有「說」的機會。

2.引發孩子的學習興趣：

要先讓孩子對語言產生興趣，如果沒有興趣的話，他們很快就會逃走了。可以使用玩具、樂器、圖卡，引發他們學習的興趣，創造有趣的情境，之後套用在日常生活中，不停地運用和練習。

例如母親在做晚餐時，可以告訴孩子使用了哪些烹調食料，以及它們從何而來。去超市購物前，先將一些準備要購買的東西唸過一遍，也可以找出這些食材的圖片，讓孩子試著在架子上找出這些東西。

圖片對於教導孩子非常有用，例如教導孩子「左邊」、「右邊」、

「上面」、「下面」等抽象名詞時，拿出圖片，並且演給孩子看，像是躲在桌子左邊、右邊，爬到桌子上面、下面，讓孩子覺得好玩、看得開心。

淑玲笑說若不是因為女兒，她都不知道自己具有喜劇演員的天分，不管什麼角色都能扮演，努力以各種誇張的表情、聲音和生動活潑的方式來吸引孩子的注意力。

最後，她提醒家長們，平時可以觀察孩子專注的時間有多長，即使只有五分鐘的時間，也要好好把握，努力教導他們學習。

各個基金會有不同的聽語創建課程，父母不需要東奔西跑地上課，針對孩子的體力和對老師的熟悉度，選擇一套最適合的課程。課程結束後的練習才是最重要的，父母能夠充分運用課程與教材創造和孩子互動練習的環境，比帶著孩子到處上課更有用。

許多父母難免會抱持和其他孩子比較的心理，擔心自己的孩子是否跟得上進度。切記，任何階段的考試評比，只是讓父母知道孩子哪些地方還不足，是不是遺漏了什麼重點？只要今天比昨天進步就夠了，相信持之以恆，努力就一定不會白費！

孩子語言發展的進展會受到聽力損失程度、聽力損失發生年齡、配戴第一副助聽器時間與開始進行聽能創建的時間所影響。所以，我們對孩子的語言發展應該抱持合理的期望。不是所有的孩子在語言學習上都有相同的速度，有些孩子比較早開始發展語言的能力，有些則比較晚。孩子的語言發展會依聽能程度和接受語音刺激的時間有所不同。他們也會從聆聽他人的話語中學習，聽出自己和別人的發音有何不同，進而調整自己的說話方式。

協助早產兒聽能復健

小億是一位早產兒，出生體重只有一三四六公克，在保溫箱待了四十天，三個月大進行聽力篩檢未通過，六個月大確診為中度聽損，醫師告知他的父母，孩子的聽損無法治癒，必須及早介入助聽器，否則長大後可能必須學手語、上啟聰學校。所以，小億媽媽毅然決定離開職場，全心全意地照顧他。

小億媽媽在孩子七個月大時購買助聽器，並積極投入早療課程，尋求各類醫療資源，從醫院的復健課程到民間的聽能復健機構都一一詢問。印象最深刻是聽能復健前兩堂課孩子都沒說話，直到第三堂課，才終於開口說話。那一刻，她的心情既雀躍又興奮！而經過三個月的聽損早療課程後，孩子開口說出爸爸、媽媽等詞彙時，她總算暫時放下心中的大石頭。

為了訓練孩子對詞彙的認知精準度，小億媽媽特別和家人約定好必須「統一用語」才行，例如廁所一定要說廁所，不能說成洗手間或「尿尿的地方」；就算小名也不能隨便說出口，避免一下叫小億、一下叫弟弟、一下叫兒子的情況發生；看到小動物時，更不能隨意喊貓貓或狗狗。在這樣的用心良苦之下，小億每次聽力與語言評估都高標通過，作文時常被老師誇讚，畫作更是得獎連連。熱愛藝術也喜歡音樂的他，未來的夢想是成為知識型Youtuber。

小億的優異表現，給了媽媽很大的安慰。當他進入國小時，小億媽媽一度安心地回到職場工作，沒想到換了一個新的學習環境之後，小億聽力狀況變得不太好，加上在學校遭受同學冷言冷語的對待，自信心和自尊心頓時大受打擊，有一次甚至氣得把助聽器往水溝裡一扔。

當時，小億爸爸就在旁邊，卻沒有責備他，而是一個人辛苦地在臭水溝裡打撈著助聽器。看到爸爸孤單的背影，小億突然領悟到，為了關心他的家人們，自己實在不應該輕言放棄。彷彿一夜長大的他告訴自己一定要拿出勇氣來，克服面對他人質疑的眼光和嘲笑的恐懼。小億甚至主動在課堂上向老師禮貌地提出使用無線教學助聽輔具系統可以幫助自己聽得更清楚的要求。

在噪音的溝通環境下，對於語音的聽取與接收往往是最困難的。例如在教室裡，配戴助聽器學生所聽到的噪音可能來自於建築物外，如飛機或是街上的汽車喇叭聲，也可能是來自隔壁教室、走廊或操場上學生的吵雜聲、屋頂空調機器噪音，或是來自教室內其他同學的談笑聲、走動聲或是桌椅撞擊聲等。眾多的噪音與講台上老師的語音在教室內環境互相競爭下，很難去聽取並且分辨老師所說的每一句話，即使老師使用室內麥克風，喇叭發出聲音所造成的迴響聲音（reverberation），也可能會對於學生聽取時的理解造成干擾。

Finitzo-Hieber與Tillman（一九七八）的研究顯示，聽力受損兒童的語音聽辨率會隨著迴響時間的增加而明顯降低，一旦教室內的噪音量過大，直接影響的就是聽力受損學生對於老師聲音的聽取能力。研究也指出，雙耳聽力損失程度介於輕度至中度的兒童，對於噪音之下的語音聽辨率需要的語音音量，比環境噪音音量至少大六分貝，才可以達到基本的語音理解；當語音音量比環境噪音音量至少大十二分貝時才可以達到聽取語句較為輕鬆的語音理解。對於正常兒童來說，即便語音音量比噪音環境音量小，仍舊可以輕易地聽取與理解老師的聲音。

現在很多老師對於使用無線教學助聽輔具系統比以往有更多了解，有些老師還是不願意配合，或者不知道該怎麼使用才好。做家長的不妨主動告訴學校老師，聽力損失如何影響到孩子的生活，為什麼孩子有時面對聲音會有不同的反應？讓他們知道，在某些情況下，孩子確實聽得比其他人辛苦。

很多聽力損失孩子從幼稚園進入小學後都需要重新適應環境，由於學校屬於大型開放性空間，學生們此起彼落的交談聲、在操場活動的喧嘩聲十分吵雜，加上不定時的廣播……這些複雜的環境音都會讓聽力損失的孩子聽不到或聽不清楚，以致適應不良。為了減輕聽力損失兒適應環境的壓力，建議父母們從孩子幼稚園中班的時候，就可以讓四周環境漸漸變得複雜，替他們模擬一些常見的情境，例如在家裡播放音樂、廣播，充當訓導主任做大會報告；也可以帶孩子去百貨公司、捷運站，請他們幫忙聆聽服務台在廣播什麼，訓練他們即使在嘈雜環境中還能聽到重點。

當您的孩子進入新的學校和班級時，不妨鼓勵他們主動告訴老師及同學，哪些簡單的技巧可以幫助彼此溝通，像是講話時不要吼叫或是遮住自己的嘴唇，這會讓他們在適應環境的過程中變得容易一些。

聽力正常的孩子很容易接收生活中大大小小的資訊，但對於聽損的孩子來說，需要克服的難題很多。如果做父母的能夠事前多花一些時間幫助他們做好心理準備，就能增進他們的安全感，減少適應方面的困難。

無線教學助聽輔具系統

無線教學助聽輔具系統是一種聽力損失學生經常使用在教室團體中搭配助聽器或是人工電子耳的聽覺輔助裝置（assistive listening device, ALD）。調頻助聽輔助系統（frequency modulation system, FM）與數位無線傳輸系統（digital wireless transmission, Roger）是目前最經常被使用的稱呼。前者使用的傳輸頻率在台灣電信規範是72 MHz至73 MHz與216 MHz至217 MHz範圍，而後者則是使用2.4 GHz的數位對頻技術，在全世界均不需要申請特定頻寬憑證。不論是哪一種傳輸頻寬方式，這類裝置通常區分為發射器

（transmitter）與接收器（reciver）兩大部分。

發射器就是主要說話者所使用的麥克風裝置，透過距離嘴巴約十五公分的收音麥克風直接接收聲音後，以無線訊號傳輸方式將訊號傳遞至相對應頻率的接收器後，再將訊號連結至助聽器或人工電子耳裝置直接讓配戴者聆聽接收。因此，使用此裝置的聽力損失學生可以在團體環境下解決距離、噪音、迴響等干擾因素，清晰且完整地聽取老師的語音，進而達到有效的學習。

六歲前學齡兒童聽能創健單位：

- 社團法人中華民國兒童慈善協會www.helpkids.org.tw/
- 財團法人中華民國婦聯聽障文教基金會www.nwlhif.org.tw/
- 雅文兒童聽語文教基金會www.chfn.org.tw/
- 社團法人蒲公英聽語協會 www.lovehearing.org/

與聽力損失兒童交談的技巧

當我們與他人溝通時，所使用的不只是口語，也會運用身體語言以及臉部表情。除了聽覺之外，還有許多方式能夠幫助溝通，讀唇是其中一種常見的技巧。嘴唇會展現出字的構音位置，如「滿」和「拉」視覺上的差異，這也是為什麼讀唇對於聽力損失的孩子來說如此重要。對於極重度聽力損失的孩子而言，口手語同樣可以幫助口語的理解。

許多聽力損失的孩子會有語言發展遲緩的問題，所以通常需要轉介語言治療師，語言治療能夠幫助他們溝通得更好。

身為聽損兒家長，良好的說話方式有助於與孩子的溝通，對於他們剛剛開始學習聽與說有莫大的幫助。請掌握以下原則：

1. 當您說話的時候一定要面對孩子，保持眼神的接觸。

2. 請不要在咀嚼食物的時候說話，這會讓您說的話難以被理解。

3. 說話的時候不要用手或物品遮住臉，這樣會讓讀唇變得困難。

4. 咬字清楚，以正常的速度說話，不要用吼的。如果孩子對於理解您說的話有困難，請試著換句話說，而非一直重複同樣的語句，或使用手勢協助。

很多人以為，要是對方聽不清楚，只要放大音量就行了。但是，如果面對高頻聽損者，說話大聲，反倒會引發「響音重振」。一旦音量太大的話，會使他們聽得很不舒服，甚至難以忍受，導致情緒失控。

5. 當您與孩子說話的時候，要避免背景噪音干擾，可以將電視關掉或關上窗戶，隔絕馬路上的噪音。說話時靠近孩子一些，使得您的聲音高於噪音。

6. 很重要的一點是，要先獲得孩子的注意力，並讓他們準備好聽你說話，再開始說，你可以試著在和孩子說話前先叫他們的名字。

響音重振

響音重振（recruitment）是一種感音神經性聽力損失經常伴隨響度不正常變化（loudness recruitment）的病理現象。對於聽覺功能正常者來說，所聽到的音量聲音增加會覺得響度也隨之增加，雖然不是等比例，但是有著一定的相對應關係。響音重振現象者，雖然響度的感受也會隨著音量增強而相對增加，但是，在超過一定音量後對於響度增加的感受上卻變得過度敏感，甚至在大音量下會變得無法忍受。變成在小音量情況下感受不到響度，但是高音量時稍微增加一點點就突然忍受不了。

如何協助孩子配戴助聽器

助聽器是獲得更佳聽力的第一步，觀察孩子配戴助聽器的舒適性和接受度很重要。一般來說，這些觀察需要在配戴助聽器後兩個禮拜內完成。

在配戴初期，父母必須幫助孩子保養維護助聽器。通常孩子們不會主動告訴父母，他的助聽器沒有聲音了，建議遵循每日例行檢查：

□檢查孩子的助聽器，以確定其功能正常。

□檢查耳模和傳音管是否乾淨，沒有異物阻塞。

□睡前打開電池蓋，以利通風乾燥。

有時候，孩子對配戴助聽器感到抗拒，因素很多，最常見的原因如下：

對助聽器的聲音感到陌生，必須花時間去重新學習「聽」聲音。

- 不喜歡耳朵裡塞著東西的感覺。
- 戴助聽器會覺得不好意思、缺乏自信。
- 耳模大小不吻合或戴起來不舒服。
- 音量調整得太大。
- 助聽器沒有提供足夠的放大音量。
- 助聽器有回饋音。

配戴助聽器對孩子來說是一個全新的體驗，一開始難免會有些不適應，需要時間與耐心。請設身處地想一想，倘若你和他們一樣，必須在耳朵裡戴著輔具，突然聽見一些以前從未聽過的聲音，或不一樣的聲音，會有什麼感覺呢？

即使配戴最好的助聽器，孩子也可能會對低頻、中頻、高頻的聲音有不同的反應。某些頻率的聲音可能比較容易被聽見。比如說：汽機車的低頻音，要比鳥叫聲、拉小提琴的高頻音容易被聽見。剛開始配戴助聽器時，孩子可能不會有所反應，但是隨著熟悉度增加，反應會越來越好，這是因為他們學會了適應和聽取新聲音。聽力師的任務就是把助聽器調整到最適合孩子的狀態，為了達到這個目標，就需要父母的協助，幫忙觀察孩子平時在生活中對周遭聲音的反應。

即使最高級的助聽器也無法使孩子恢復正常的聽覺敏感度，只能增進大腦轉譯聽覺訊息的能力，幫助孩子達到較佳的聽能狀況。而對於極重度聽力損失的孩子而言，在使用助聽器情況下，大多數的聲音聽起來仍然會失真或是模糊不清而難以辨別。

聽覺是一項感官知覺，它不只包含音量和頻率，還牽涉到聆聽的距離或範圍。對聽損兒來說，沒戴上助聽器時，他們能聽見聲音的範圍比聽力正常的孩子要小很多。一般正常聽力的人只要提高音量就可以和隔壁房間的人對話，聽能範圍比較廣，但是聽力損失的孩子沒戴上助聽器時，聽能範圍較小。助聽器可以幫助他們把聽能範圍擴大，增進口語能力的發展。

孩子的聽能範圍會依聽損程度和聽能輔具的使用狀況而有所改變。所以跟孩子說話時，請記得走進孩子的聽能察覺範圍喔！

如果孩子配戴助聽器適應良好，您會觀察到孩子發的音或字，在數量和音質、清晰度上會有所變化，對於口語理解上也有所改善。孩子會發現，自己的聲音聽起來跟以前不一樣了，這是因為聲音透過助聽器放大後，音質會變得稍微不一樣。有些孩子開始變得愛說話，因為他喜歡新的聲音。

當孩子配戴助聽器之後，您是不是覺得和孩子溝通變得容易多了呢？許多聽力損失兒家長常會對於自己的孩子配戴助聽器感到困窘，認為選擇越小的助聽器越好，甚至改變孩子的髮型來掩蓋孩子配戴助聽器的事實。其實孩子的想法很單純，許多年紀小的孩子反而對色彩鮮豔的助聽器接受度高。此外，其他人看見孩子耳朵上的助聽器，往往會對他們多一份體諒，倘若發現孩子的反應與一般人較為不同時，也更能接受。

千萬別放棄，你還有「電子耳」！

涓妮（化名）出生時新生兒聽力篩檢還不普及，在幼兒時期，父母發現她對聲音的反應不是很好，於是帶她到醫院做聽力檢查，醫師診斷出她是先天性聽損兒，而且聽力損失程度落在重度至極重度之間。

患有先天性聽力損失的涓妮相當好動，從小就很喜歡玩水，一開始她的父母想說學會游泳便可避免戲水時發生意外，就算別人聽不到呼救，至少還可以自救，因此幫她報名了游泳班。但這一游，她卻游出了興趣，甚至之後靠著鍥而不捨的努力，當上了聽障奧運的游泳選手。

原本涓泥的兩隻耳朵都配戴助聽器，下水前再把助聽器拔下來。所以接收教練指令時，她會先看教練的嘴唇，但還是常常造成誤解，於是便請教練說話時順便搭配手勢。雖然這樣的訓練讓她感到非常受挫，天性積極樂觀的涓妮仍然一心想著要如何突破瓶頸，克服眼前的障礙。

早期的助聽器完全不能碰水，在聽不到的狀態下游泳，便無法注意到泳池的周遭狀況，精神經常處於緊繃的狀態。另外，隨著游泳的訓練度加強，涓妮聆聽聲音越來越吃力，所聽到的聲音完整度不夠，也造成了學習的阻礙。最終，在助聽器已經無法符合需求之下，經過仔細評估之後，她選擇了植入人工電子耳，而且是最新型的防水型聲音處理器。

當了十六年的游泳選手後，涓妮第一次聽到游泳池畔的各種聲音，像是聊天聲、水花濺起、水中泡泡流動的聲音等，她才知道，原來水裡一直都不是很安靜的。而聽得到聲音，心裡自然就有了安全感，可以隨時留意周圍的風吹草動，提高警覺，因而降低發生意外的風險。

電子耳介入後，涓妮能夠聽到的聲音變得更多更完整，也能表達自己的想法，無形之中拉近了與其他人之間的距離。涓妮說，當聽力正常的人與聽力損失者相處時，不需要過分小心翼翼，可以放輕鬆，但說話咬字一定要清楚，速度也要放慢，好讓聽力損失者可以讀懂唇語。同時也希望大家能以「同理心」來看待聽力損失者，而非用「同情」的眼光審視他們。

透過自身不斷的努力，涓妮現在不僅是聽障奧運的選手，還當上了游泳教練，協助和她一樣有聽力障礙的小朋友，也能享受在水中悠游的樂趣。輔具的介入，改變了她的學習品質，增加了活動的範圍，生活也變得多彩多姿。

六歲前為一般兒童語言發展黃金關鍵期，在此之前，如果大腦缺乏足夠且完整的聽覺輸入刺激，會導致整體發展受限，口語發展與認知發展都有明顯落後遲緩的現象。尤其對於雙耳重度以上的聽力損失幼兒來說，基本上如果沒有配戴助聽輔具的話，世界將是寂靜無聲的。但是，對於重度以上的聽力損失幼兒來說，只靠助聽器的幫助有限，當聽損程度嚴重、助聽器已無法解決使用者需求時，就需要電子耳介入。

電子耳不是聽損程度重就能植入，有一種情況是即使植入電子耳，也不會有良好的效益，那就是從小就聽不到也沒配戴助聽器、以手語溝通為主的聽力損失者。他們沒有語言學習基礎，必須從頭開始。

聽得到聲音跟聽得懂語音是截然不同的事，一旦錯過學習語言的關鍵期（零～六歲），長大成人後才開始學習口語，勢必會有一段極為艱辛的路要走。如果曾經有過聽覺或是口語能力者，植入電子耳後對於改善聽力效果不錯，接收高頻聲音時尤其明顯。

我們的聽力中心有個從助聽器置換成電子耳的個案小魚（化名），正值花樣年華的她是個活潑開朗的女孩，今年剛考上大學。每個星期，她都會從台中北上參加聽語課程，並且從國小的國語課本開始學習。這是因為助聽器和電子耳聽到的聲音完全不一樣，所以她得重新輸入各種天然（例如蟲鳴鳥叫聲）、非天然的聲音（例如車水馬龍聲），以及各種生活詞彙。這個課程十分枯燥乏味，就是語言治療師讀一句，她複述一遍，如果說錯、說不清楚的話，就再來一遍。比聽力損失兒童幸運的是，小魚擁有大量詞彙庫，可以更快地理解詞彙、句子的意思，當語音輸入之後，只要大量、反覆地做聽語練習即可，但是必須持之以恆，也需要家人在一旁協助確認音準。此外，在大學裡，她遇到來自不同城市的同學，有的人習慣講國語，有的人習慣講方言，男同學和女同學的音頻也高低不一，是個全新的挑戰。不過植入電子耳對於改善她的語言能力、學習能力，進而提升溝通技巧與人際關係，都有莫大的助益。

電子耳，打開聽神經病變患者的希望之窗

文文（化名）出生後通過了新生兒聽力篩檢，所以文文爸媽並沒有意識到她有任何聽力方面的問題，直到保母反應，一個月大的文文似乎對聲音的反應不夠敏銳，才察覺大事不妙。

當時文文爸媽對聽力資訊並不了解，只能用很大的聲音去測試她的聽力狀況，結果文文還是聽得到聲音，也有所反應。不過，他們漸漸發現，文文好像對比較低沉、細微的聲音沒什麼反應，於是便帶著孩子到醫院做了一連串的聽力檢查。

文文在醫院做了聽性腦幹誘發反應檢查（Auditory brainstem evoked response，ABR），檢查結果為極重度以上聽力損失，但文文爸媽覺得孩子並不是對聲音完全沒反應，用心錄製了很多日常對聲音反應的影片給我

參考，現場也進行行為檢測，發現文文對聲音是有反應的，與聽性腦幹檢查結果落差很大，我懷疑文文可能不是一般感音神經型聽損，轉介至台大醫院做更詳細的聽力評估，最後確診為罕見的聽神經病變（auditory neuropathy）。

文文爸媽聽到這個青天霹靂的消息時很心痛，但還是告訴自己必須收拾沮喪的心情，與孩子一起共度難關。

聽神經病變主要原因在於聽神經放電異常，臨床上較難以預測及掌握疾病的變化，首先我們先讓文文試戴助聽器，結果發現孩子配戴後對於說話聲音及環境音的察覺能力明顯改善，甚至遠距離的聲音，如開門聲等，都有反應。

為了女兒，文文媽媽放棄工作，全心全意地投入協助聽語復健的行列。雖然文文很喜歡說話，可是說的話沒人能聽得懂，很多音都發不出來，都是用ㄊㄊㄢㄢ來替代，文文一邊學習，聽力師一邊調整，各種語言復健過程中的教學方式都嘗試過了，在三方的努力與配合之下，文文的口語能力卻遲遲不見改善。文文爸媽為了讓她聽得更好、說話更清晰，與台大醫師討論後決定在她兩歲七個月時植入電子耳。

文文動了電子耳手術一年左右，成效非常好，表達力也大幅提升。過去因為說不清楚導致大人無法瞭解自己的需求，常常亂發脾氣的情況已不再出現，即使在捷運上、吵雜環境下也能與媽媽自在地聊天，晚上還會說故事給爸爸媽媽聽。上音樂課時，她不像以前那樣，會因為聽不好而四處亂跑，也能聽得懂老師的指令，跟著旋律手舞足蹈！今年過年她還錄製了一支拜年影片給我們，在影片中，將「恭喜發財」說得相當清晰，口語能力進步神速，令人驚嘆。

植入電子耳，讓文文的小小世界無形之中打開了一扇窗，才發現外面的世界何其寬廣，生活也更精采豐富！

認識人工電子耳

人工電子耳是近半世紀以來最偉大的醫療發明產品之一，它主要包括了植入體內的植入體與電極（圖一）及配戴在體外的聲音處理器（圖二）。

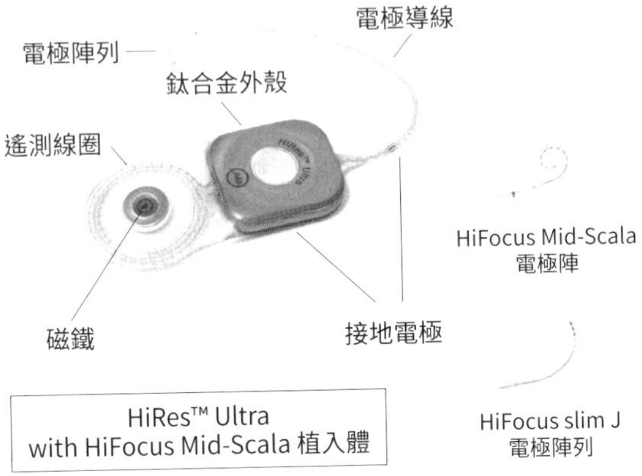

HiRes™ Ultra 植入體規格（圖一）

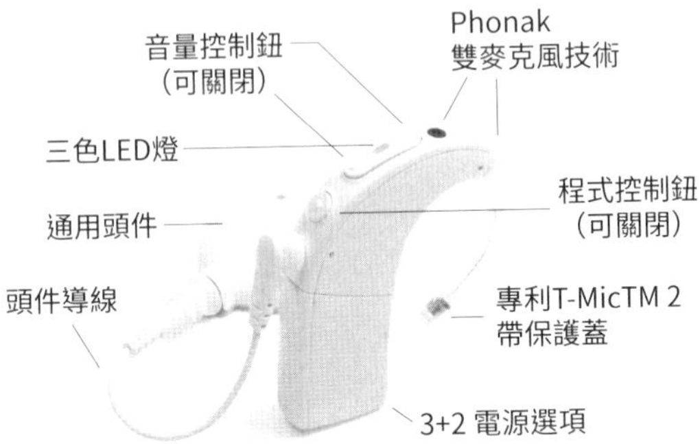

Naida CI Q 聲音處理器（圖二）

人工電子耳構造

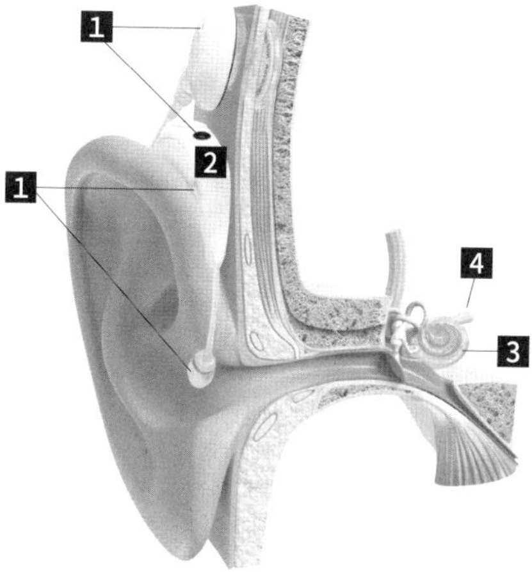

1. 麥克風：負責收集四周的聲音。
2. 聲音處理器：把聲音轉換成數位訊號，經腦部傳送訊號到體內植入體後轉換為電訊號。
3. 植入體電極：利用白金電極傳遞電訊號直接產生電流，刺激聽神經。
4. 聽神經：把電訊號送到大腦皮質，產生聽覺。

父母心態正確，孩子未來就美好

許老師是一位特教老師，患有雙側小耳症且顱顏異常，從小就配戴骨導型助聽器，所以一路上的學習都沒有問題。

這類個案僅是外觀上與一般人不同，大多數的人內耳神經為正常功能，屬於「傳導型聽力損失」。介入輔助上只要聲音進得去，沒有受到阻擋或影響，就不會影響大腦發展。

一般來說，小耳症患者不見得會顱顏異常，但顱顏異常患者通常會伴隨小耳症。臨床上，小耳症常區分成四個等級，聽力師會依據使用者有無耳道或耳殼來檢測，若沒有外耳道接收傳遞聲音時，就只能透過骨頭傳導震動能量。以雙側小耳症來說，大部分純音骨傳導閾值結果是在正常範圍，而純音氣傳導閾值則約落在五十至六十五分貝不等的程度。

倘若有外耳道者可嘗試配戴氣導型助聽器；無外耳道者則是配戴骨導型助聽器，目前市面上已有推出裝配在眼鏡鏡架或如同髮帶般的骨導型助聽器，十分便利。

如果個案本身的情況允許，站在聽力師的立場，我們還是會鼓勵他們使用氣導型助聽器，因為氣導型助聽器在所接收與處理放大的聲音不只在音量與頻率範圍上都能有較佳的音質與表現。而骨導型助聽器由於是透過振盪器震動來傳遞聲音，因此四千赫茲以上的音質傳遞就沒辦法明顯補償。

來到我們聽力中心的特殊個案，通常在合適的助聽輔具介入後，情況都有了明顯改善。我們也會提供家長一些正確的使用觀念，讓他們知道，使用助聽輔具後，孩子的成長不會落後，可以跟其他孩子一起併肩學習。若是聽不好，很容易在學習方面跟不上他人的腳步，感到畏縮。此外，由於先天外觀上的不同，也會導致孩子產生自卑心理。戴上助聽器後，孩子學習方面無障礙，就可以大方地與他人互動。所以，如果家長心態正確，以正向的態度面對，就能引導孩子迎向更美好的未來。

Chapter 2

每個人都可能碰到！難纏的疾病型聽損！

兒童聽力殺手——中耳炎

劉小弟的媽媽帶著兒子從彰化北上來到我們的聽力中心，她說：「我兒子耳朵出問題，已經有半年到一年左右的時間了。因為他的聽力不是很好，有時候會反應不過來，所以在學校常常被老師跟同學誤會。老師以為他上課不專心，但用比較大聲一點的音量跟他說話時，他似乎又有在聽；同學叫他的時候，如果距離比較遠，或是音量沒那麼大的話，他就會問：『蛤～什麼？』同學都以為他傻傻的、鈍鈍的……因為在學校的人際關係不好，讓他過得不是很開心，也讓我很擔心。」

像劉小弟這樣的個案，我見過不少，有些孩子因為聽不清楚、聽不完整，上課經常恍神，注意力不集中，而被老師貼上了「搗蛋鬼」的標籤。

得知劉小弟的情況後，我們幫他做了完整的聽力檢查與評估，除了語音聽力檢查外也包含了純音的氣傳導與骨傳導閾值測試，果不其然，有明顯的氣傳導與骨傳導閾值差異，而且也顯示出劉小弟是低頻聲音聽得比較不好，綜合家長所描述的病史與檢查的結果，和家長轉述醫師診斷為中耳炎後遺症相符。

中耳炎最常發生在小朋友身上，若是太晚處理或未處理得宜會對中耳造成永久性影響，也因此被稱為「兒童聽力的隱性殺手」。

相信大家對於「中耳炎」一詞應該不陌生，中耳炎引起的常見症狀是感到耳疼與耳朵悶悶的。這是因為中耳炎會造成中耳腔內積水，使鼓膜無法正常震動的緣故。

研究統計顯示，幾乎大多數兒童在零至六歲以前至少罹患過一次中耳炎，其中近四分之三的兒童在兩歲前曾罹患中耳炎。

小朋友的耳咽管比較偏水平角度，若上呼吸道受到感染，異物就可能藉由耳咽管滲入，造成中耳炎。如果中耳積水太久，聽小骨變得僵硬，就會影響聲音傳遞，長期下來，可能造成永久性聽力損失。

急性中耳炎患者排除耳積水因素後，如果處理得當，不會造成後遺症；若是慢性中耳炎反覆發作則有可能造成永久性聽力受損。此外，中耳炎患者在發病期間，除了聽力影響之外，也會有發燒、耳痛、頭重等症狀。

中耳炎所引起的聽力受損多半是輕度到中度傳導性聽力損失，由於僅是外耳或是中耳部位的受損，所以這類型個案配戴助聽器的效果良好，只要把聲音放大，基本上就能解決問題，原本聽來微弱的聲音，像是兩公尺外的聲音或氣音也能聽得到。

針對這類狀況，建議分成兩個階段來處理：

Step 1：尋求耳鼻喉科醫師的專業協助

倘若是中耳炎造成積水，將積水排除即可；若是鼓膜破洞，也能透過手術修復；如果已經影響到聽小骨，藉由手術重新裝置人工聽小骨就能讓聽力恢復。就算聽力沒有辦法完全恢復，至少可以減輕聽力受損造成的影響。

Step2：若有需要的話配戴助聽器

這類個案配戴助聽器的效果很好，因為他們的內耳部位中毛細胞構造與聽覺神經傳導是正常的，與正常聽力者的差異，僅只在於外耳道所接收到的聲波能量無法順利傳導進入中耳與內耳。

提醒家長們，如果小朋友出現以下症狀，就要提高警覺，注意是否為中耳炎所引起的後遺症：

- 耳朵悶悶的
- 突然聽不到，反應鈍鈍的

● 聽不好，尤其是低頻聲音

面對這類型個案，我們不會建議在第一時間就配戴助聽器，而是要經過完整的評估，像是透過手術恢復聽力。

中耳炎所引起的聽力受損程度多為輕度到中度，是屬於後天性聽力損失，對於這類個案來說，由於是後天需求，因此常會對於配戴助聽器的異物侵入感強烈，很容易產生排拒感。但是正值成長期的兒童絕對有必要配戴，因為「聽得到聲音」才不會影響到日後的學習發展。

劉小弟一開始也不喜歡戴助聽器，所以我們花了不少時間進行衛教，讓他知道戴助聽器的好處。另外，使用特殊設計較為隱密式的新型透氣耳塞，也是讓劉小弟不再抗拒助聽器的原因之一。

當劉小弟習慣戴助聽器後，不僅學習狀況良好，在學校的生活也比起以前快樂多了，每次回來追蹤聽力狀況時，總是笑容滿面。看到他因為聽覺敏感度獲得改善又重拾笑容的天真模樣，令身為聽力師的我們感到相當欣慰。

唐氏症寶寶罹患中耳炎機率較高

在我們所接觸過的聽力損失案例中，有不少是多重障礙的孩子，或是唐氏症寶寶。唐寶寶不見得都會伴隨聽力受損的問題，但是，因為耳朵先天發育上的構造特性，常見的情況是外耳道狹窄導致耳垢不容易自行掉出；加上耳咽管構造上天生較一般人平坦，因此，更容易導致中耳積水的情形發生，而造成一定程度的聲音傳導困難。倘若罹患中耳炎又沒有妥善的照顧與治療，可能會進一步引起內耳問題，形成嚴重的永久性聽力受損後遺症。

唐寶寶表達能力普遍比一般人弱，無法完整地自我表達，很需要身旁的人關心與了解。當他們的聽覺接收出現問題時，反應能力會更慢、專注力下降，由於大腦少了聽力刺激，整體學習情況也會連帶地受到影響。

即便是唐寶寶或是多重障礙的孩子，在認知能力方面，仍可透過訓練改善。此外，這類天生弱勢的孩子，很容易因為聽不到而沒有安全感。倘若聽力問題又不受到重視，原本可以克服的障礙多了，學習空間也會受到擠壓。

唐寶寶所伴隨的聽損問題大多可以藉由輔具解決，我們在臨床上看到許多案例因為聽力改善，認知與表達等反應都變得比之前更好。儘管他們的認知功能建立較緩慢，但還是會一點一滴地進步。而當他們的情況有所改善時，家人在照護上也會容易得多。

重點是，不同的照顧與態度，會產生不同的結果。所以，家人要保持同理心，去認真了解他們的需要。只要協助他們減少一項障礙，就等於是給予他們多一分的進步空間。

如何預防中耳炎？

1. 外耳道內盡量避免進水，否則容易因為溫度與濕氣而滋生細菌；若不小心進水的話，可用棉花棒以沾碰方式將水滴吸取，切勿用力擦拭而導致外耳道皮膚受傷。
2. 曾經罹患中耳炎的孩童復發機率大，一旦耳朵受到感染立刻找耳鼻喉科醫師檢查，及早治療。
3. 避免接觸香菸、燃燒物品、油漆等，以防止上呼吸道黏膜受到刺激。
4. 幼兒的耳咽管構造較一般人平坦，注意喝牛奶時要避免平躺，以免牛奶倒流到耳咽管。

罕病聽損，雖不幸但絕不孤單

阿姆斯壯症侯群

小姿（化名）一生下來就全盲，對她的父母來說無疑是青天霹靂的打擊，想到將來自己年紀大了、離開人世後，誰來照顧孩子，就覺得憂心忡忡。於是，他們決定再生一胎，讓女兒可以在手足的陪伴下長大。不料，第二胎男孩也是同樣的狀況，「怎麼可能……我們夫妻兩個都好好的，為什麼孩子會這樣……」聽到醫師宣判這個殘酷的事實時，他們感到不知所措，一時之間無法接受。

後來經由醫學判定，小姿確診為阿姆斯壯症侯群（Alstrom syndrome），它是一種相當罕見的遺傳疾病，只要父母雙方都各帶有一個變異的隱性基因，生下的每一胎嬰兒都有四分之一的罹病風險。而小姿父母親事後檢測，兩人正好都帶有變異的隱性基因。

阿姆斯壯症侯群的症狀包括視覺障礙（幾乎全盲）、漸進性聽力障礙，還有心臟、腎臟、糖尿病等疾病。很不幸地，全盲連光覺也沒有的小姿在高中時被診斷出中度聽損，需配戴助聽器，又是一大打擊。由於細微的聲音聽不見，對於他人說的話往往要重複至少三次才能勉強聽懂，有時還會聽錯甚至轉音，難免令他人感到不耐煩，連帶地，小姿自己也感到十分挫折和沮喪。

透過一連串檢查後，我們協助小姿配戴符合需求的助聽器，突然之間，她能夠聽到的聲音變多了，像是時鐘的滴答聲、電子鍋的嗶嗶聲……等，生活品質一下子改善許多。而改變最多的是與他人之間的互動，她可以暢所欲言地與人交談，心情也漸漸好轉。

因為小姿配戴助聽器的體驗良好，弟弟十分心動，跟著一起配戴助聽器。從事按摩師工作的他告訴我們，戴上助聽器之後可以與同事、客戶輕鬆自在地聊天，重拾了不少自信心。

有一天，小姿送給我一對相當精緻的串珠小熊，讓我驚訝的是，全盲的她竟然善用巧手，自學完成了這個複雜的作品，頓時心中湧起了一股無法言喻的感動。

小姿與弟弟從出生就在黑暗的世界中摸索，漸漸地失去聽力，被迫關上與外界溝通的管道。戴上助聽器後，一點點的呼喚都能讓他們感到無比雀躍，十分珍惜與他人之間的對話。雖然看不見，「聽得到」卻為他們的人生帶來了一線希望之光。

多重障礙者的健康及復健問題，對他們本身及家庭來說都是一大課題。慶幸的是，絕大多數的聽力問題都能透過助聽輔具獲得改善，提供學習、職場和生活方面莫大的幫助。每個助聽器都連結著使用者想要進入有聲世界、與外界溝通的渴望，而讓每個使用者都能安心且快樂地使用助聽器，正是身為聽力師的使命。

鐙骨硬化症

我有一個很可愛的個案阿嬌姨（化名），她是罕見的家族遺傳病「鐙骨硬化症」（Otosclerosis）患者。三年前她來到聽力中心時告訴我們，她在某大耳鼻喉科醫生的檢測下，得知自己有三十～四十分貝的聽力受損，由於暫時對日常生活影響不大，所以醫生說先不處理也沒關係，就漸漸地忽略它了。

鐙骨硬化症是聽小骨鍊中的鐙骨不正常海綿化或硬化，使得低音頻的部分慢慢喪失，屬於單純的傳導性聽力損失，而非感音神經性聽力受損。所以，對於「ㄗ、ㄘ、ㄙ」高音頻的語言辨識反應還是不錯，而且多半是單側漸進性聽損，不會造成生活上的不便。但是，隨著年紀增長，逐漸惡化演變成感音神經性聽力損失時，有些人就會開始出現耳鳴或暈眩等不適症狀。

結果阿嬌姨輕忽了回醫院複診與追蹤的重要性，三年後聽力又出現了問題！

那天，阿嬌姨的先生一臉難為情地說：「我老婆啊！看韓劇看到整棟樓都知道她在看哪一齣戲！就連鄰居都來抗議了，她還不覺得吵到別人呢！」

阿嬌姨則在一旁替自己辯解：「哪有很大聲!?我只是把聲音稍微開大一點，我不覺得很大聲啊！」

平常我們在家看電視音量游標大概是在三分之一左右，推測阿嬌姨已經開到幾乎最右側位置，也就是超過八十分貝以上，還不覺得大聲，實在太不尋常了。就算身旁的人抱怨電視很大聲、很吵，她也不以為意，因為在她耳裡聽來，聲音就是「不夠大聲、不夠清楚」。

於是，我立刻安排她做純音聽力檢查、語音聽力檢查、鼓室圖檢查與鐙骨肌反射檢查，判斷應該是鐙骨硬化的程度更為嚴重了。果然，檢測結果出來後，氣傳導聽力閾值程度已經到達六十分貝，屬於中重度傳導性聽力損失。

一看到報告，阿嬌姨的反應是：「我不要開刀！」

雖說「手術」兩個字聽起來有點嚇人，但其實鐙骨硬化手術只是在硬化的鐙骨足板上鑽一個小洞，置入金屬支架，取代原來的鐙骨功能。不過，這樣的手術並非每位個案都適合。

我向阿嬌姨說明，現在的助聽器已經能夠輔助這類型聽力受損的鐙骨硬化症患者。她聽了之後半信半疑地說：「真的不用開刀就能恢復聽力嗎？」

「是的！配戴助聽器可以補償您損失的聽力，就算不開刀也沒關係！」聽力師為阿嬌姨挑選了一副符合需求的助聽器，並請她試著戴上看電視。

結果才剛按下螢幕播放鍵，阿嬌姨就被嚇了一大跳，忍不住大叫：「幹嘛開這麼大聲啦！」

看到這個景象，阿嬌姨的先生不禁莞爾：「妳平常就是開這麼大聲在看劇啊！」

阿嬌姨的臉上出現了羞赧的表情，馬上將音量指標從最右側調降到大約三分之一的位置。她說：「戴上助聽器聽得好清楚喔！我之前怎麼那麼笨，都不知道要先來檢查聽力，還一直覺得是電視有問題……」

阿嬌姨滿心歡喜地戴上助聽器後，便和先生有說有笑地離開。看來，從此以後鄰居們不用再被迫「收聽」韓劇了！

戴上助聽器後，阿嬌姨的生活品質有了改善，於是開始四處和親朋好友分享配戴助聽器的種種好處，甚至鼓勵他們也來做聽力檢測。

鐙骨硬化症治療

罹患鐙骨硬化症的女性多於男性，大部分女性個案中年後鐙骨慢慢硬化，生完小孩之後變得嚴重；到了更年期，由於賀爾蒙不足，硬化的速度更快了。

而比起歐美國家，亞洲人的發生機率較低，白人罹患這種病症的機率約是東方人的一百倍。有不少鐙骨硬化症患者透過檢查才得知是家族性遺傳造成的。除了遺傳因素外，內分泌和免疫系統的異常也是成因之一。

在治療方面，大部分患者可透過手術治療，效果最好。若無法動手術或不願意接受手術者，則可選擇口服氟化鈉（目前台灣沒有進口此種藥物），或是透過助聽器介入改善。但選擇助聽器要切記，聽力會隨著年紀增長而衰退，還是得定期做聽力檢測，必要時重新選配助聽器才行。

隨著醫療科技的進步，人工鐙骨置換手術在臨床上已有相當不錯的成效。一般鐙骨硬化症患者可以先評估手術介入處置的可行性，若介入後無顯著改善，仍能藉由配戴助聽器達到不錯的聽力改善。

解決鐙骨硬化症患者聽力問題的方式，一是藉由手術進行重建鐙骨、恢復聽力；二是直接配戴助聽器，透過正確放大音量來矯正聽力受損問題，戴上之後效果立見。

鐙骨硬化症患者大多是年輕時發病，因為對助聽器不了解，常常會抗拒使用。事實上，這類聽力受損者主要是中耳傳遞聲音受到阻礙，導致聲音太小、聽不清楚，由於他們的內耳神經功能良好，所以配戴助聽器後即使處於遠距離或噪音環境之下也不會出現障礙，幾乎跟正常聽力的人一樣，所以使用者滿意度很高。

在某些情況下，聽力障礙不一定要戴助聽器，可以藉由手術改善聽力，一是中耳炎，二是鐙骨硬化症。鐙骨硬化症患者通常耳朵感音功能還不錯，只是傳導功能不好。如果手術開得好的話，患者的聽力可以恢復到正常狀態，萬一手術不順利，內耳產生發炎，可能導致患者全聾，機率大概百分之一。縱使在醫療大國美國，相關技術十分先進，醫院還是會請鐙骨硬化症患者在手術前簽切結書，告知他們會有全聾的風險，經由患者同意後，醫師才可施行手術。

注意！糖尿病可能會害你聽不到！

我們的人體之中密布著許多末梢血管，它們扮演著負責將氧氣以及血液運送到各個組織的重要角色。而耳朵構造以毛細胞為主，它也有著許多末梢血管，如果發現耳朵似乎聽得不太清楚時，可能是耳朵的末梢血管循環不良，毛細胞受到影響，聽得不好，甚至發生耳鳴、眩暈症狀。

許多罹患高血壓、糖尿病、慢性腎臟病等慢性病個案，由於末梢神經的血液循環比一般人差，容易有聽力受損的問題。所以，若能改善末梢血液循環不良的程度，便可降低聽損風險。

值得注意的是，聽力已經受損的慢性病患，縱使血液循環改善，聽力仍然不見得會改善，已經喪失的聽力終究是「回不去了」，只能加以追蹤、控制，讓波動程度不會太大。

舉例來說，老年人的聽力退化可能是一年一分貝，但糖尿病患者可能隔兩年就相差十分貝，比一般人退化更顯著。

我有一位個案吳阿姨，因為聽力有問題而配戴助聽器，在助聽器使用上沒什麼問題，但沒多久反應自己又聽不清楚了。我們持續追蹤吳阿姨的聽力狀況，從檢測中發現她聽力退化不尋常，仔細詢問之後發現她患有糖尿病，但她沒有好好聽從醫生指示服藥，造成聽力嚴重衰退。

吳阿姨問我：「糖尿病不是會影響視力嗎？怎麼和聽力受損也有關係？」

耳朵和眼睛一樣，都是屬於末端神經的器官，因此糖尿病不只影響視力，也會影響聽力，可說牽一髮動全身。對於慢性病患，我都會加強衛教，建議個案好好控制病情，叮嚀他們要固定回診，以減緩聽力退化的程度。當家中長輩罹患慢性病時，請務必留意是否同時出現聽力問題，並且早期治療，藉由輔具介入來改善。

戰勝了癌症，卻損失了聽力？

我們有位七十幾歲的個案是鼻咽癌患者，他來找我們的時候，聽損程度很嚴重。選配助聽器之後，他因為能夠再次聽得良好，精神又重新振奮了起來。在後續追蹤時，他說了一句讓我印象很深刻的話：「因為戴了助聽器，我可以跟其他人保持良好互動，這讓我有活下去的動力！」

這位個案本身為鼻咽癌患者，接受了化療高達數十次，情況還算穩定。一般來說，鼻咽癌若及早發現，存活率可達百分之八十以上。但在鼻咽癌的化療過程中會使用到電療，它會破壞身體局部組織，導致耳道、舌頭或牙齦等處萎縮。倘若電療次數越多，對局部組織的傷害程度也就越大，而且會造成神經功能的退化，像是耳蝸神經受損，內耳傳導也會出問題，所以鼻咽癌個案的聽損程度多半屬中、重度以上，高頻聽得不是很好。

此外，這類治療的後遺症之一，是鼻咽腔與中耳腔相通處的「耳咽管」會變硬，顎帆張肌（tensor veli palatini）也因萎縮而收縮能力不佳，難以平衡中耳內外壓力，耳朵容易積水，形成中耳炎，連帶影響到聽力。而舌癌、口腔癌患者因為治療位置在臉部，同樣會遇到聽損問題。由於他們講話時唾液腺分泌不足，常會覺得口乾舌燥，舌頭肌肉也會萎縮，所以吃東西要特別留意。遇到這類患者時，我們也會特別進行衛教。

另一個罹患鼻咽癌的阿姨來到聽力中心評估時，初期症狀是鼻塞、流鼻血，去診所就醫之後，情況始終都沒有好轉，輾轉至大醫院檢查時才發現自己罹患鼻咽癌，立刻到醫院接受治療，所幸預後良好，從外觀完全看不出來有任何不一樣。

這位阿姨平常喜好爬山，每週至少兩次與朋友相約去戶外踏青、固定去教會做禮拜，但聽力問題深深困擾著她，最後在朋友介紹下前來求助。

做完聽力檢測後，我們鼓勵她配戴適合的助聽器。一開始，愛面子的她很不希望讓別人知道自己配戴助聽器，但實際戴上助聽器後發現外型輕巧，與原本想像的不一樣，頓時放下了心中的大石頭。

由於耳鳴問題而去醫院求診，經過檢查得知是鼻咽癌造成耳鳴的病例並不少見。

以下是鼻咽癌患者常見的聽力前兆，若發現有這些症狀，請勿大意：

- 中耳積水：在小孩子身上常見，成年人比較少發生。假使成人有單一中耳積水的問題，請務必尋求耳鼻喉科醫師幫助。
- 耳鳴或耳悶：不見得是鼻咽癌所引起的，但因腫瘤導致耳咽管開口阻塞，造成耳鳴或耳悶的例子也不少。

鼻咽癌患者軟顎肌肉會纖維化，飲食時要細嚼慢嚥，避免食物逆流至鼻腔；容易有蛀牙問題，必須定期追蹤，放射線治療後兩年內避免拔牙，以免傷到上、下顎骨的軟組織，引起骨頭壞死。此外咀嚼肌肉纖維化可能會有牙關緊閉的現象，要多做開口動作，但是不要過度，以免造成傷害。

至於聽力障礙問題，建議找醫師進行聽力評估，若為內耳神經功能受損，屬於不可逆的聽力損失，可以配戴助聽器來改善聽力，改善生活品質。

鼻咽癌患者在配戴助聽器時，需要特別注意以下兩點：

1. 如果中耳積水導致聽力波動問題，購買助聽器時請同時評估未來聽力退化的程度。
2. 若耳朵容易發炎、流水，為避免助聽器零件故障，建議以耳掛式助聽器為主，盡可能保持耳道的透氣度。

鼻咽癌患者因化療的緣故，皮膚狀況容易乾澀，耳朵皮膚也會受到影響，所以必須特別注意耳模材質的透氣度。電療會導致耳朵血管受到刺激，耳蝸血管輕微受損，發生纖維化、窄化、脆弱等狀況，通常電療完五年到十年後，耳蝸就會開始提前退化。因為患者舌頭會萎縮，唾液分泌不足，容易口乾舌燥，嚴重時甚至會影響到說話的能力。為了降低這些後遺症，建議患者平日可以做一些復健與保養，像是咀嚼口香糖來訓練肌肉、多補充水分等。

Chapter 3

打造
優質「聽」生活

當突發性耳聾找上門

所謂「突發性耳聾」就是單側耳朵突然聽不見，但另一隻耳朵功能正常。有人稱它「耳中風」，但這並不是正確說法。導致「突發性耳聾」的原因目前仍無定論，為這個症狀所苦的常常是老人家，青壯年者也會遇到。像是過勞、壓力大、熬夜……等因素都可能會引發「突發性耳聾」，很多人一覺醒來發現自己單側耳朵聽不見了，是臨床上常見的症狀。

突發性單側耳聾導致暈眩

某天，有個長相清秀的年輕女生滿臉愁容地來到聽力中心。當她坐下來後，立刻淘淘不絕地向我們訴說「突發性耳聾」帶來的痛苦：

「我不知道為什麼，有一天我發現我的耳朵有一邊聽不到了，本來都好好的啊……一開始的症狀是有很嚴重的耳鳴，而且是長時間的耳鳴，還有覺得頭好暈好暈，這個問題困擾我半年以上了。原本我想也許休息一下、過幾天就會好了，可是好像不是這樣耶……耳鳴還是持續著，然後也伴隨著暈眩，然後我就一邊耳朵聽不到了。」

她說自己是國標舞老師，但是跳舞時聽不太到音樂，舞伴跟她講話時也聽不清楚，覺得很苦惱！那種抓不到拍子，甚至影響到方向感，真的好可怕……她說：「我每天心情都很不好，加上耳鳴的關係，睡眠品質很差。這樣下去，我沒辦法工作，也沒辦法好好生活，你們可以幫幫我嗎？」

這位國標舞老師經耳鼻喉科醫師初步診斷為罹患「突發性耳聾」。「突發性耳聾」讓原本受到雙側聽覺刺激的大腦，只有單側接受刺激，導致一定程度的感覺不平衡，嚴重的話還會有肢體不協調的問題產生。

初期會有眩暈或耳鳴的狀況產生，有些醫生會使用類固醇來減緩症狀，使患者慢慢恢復聽覺。然而，藥物介入只能暫時改善不適，藥物治療能否對聽力產生立即性幫助，目前尚未有醫學證實。

如果你發現自己有不間斷的耳鳴出現，或對於平常聽得習慣的聲音突然感到刺耳時，有可能是突發性耳聾的前兆，請盡快就醫。如果超過「黃金七十二小時」就醫，有可能無法挽回聽力。這名國標舞老師由於錯過了六個月內可恢復聽覺的黃金治療期，聽力已回天乏術，十分可惜。我們替她做了相關聽力檢查和評估後，建議使用「跨傳式助聽器」作為輔具，來改善她的聽損問題。

什麼是「跨傳式助聽器」呢？假使一個人的右耳完全聽不見，但左耳功能正常，就將助聽器戴在聽不見的右耳，讓聲音跨到左邊。由於傳導有時間差，大腦會以為聲音是從右邊而來，雙側耳朵仍受到刺激，便可改

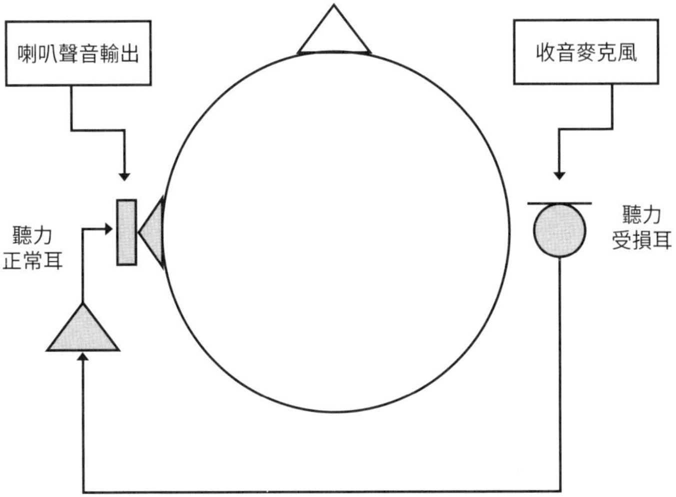

跨傳式（CROS）助聽器示意圖

跨傳式助聽器（CROS, Contralateral Routing of Signals hearing aids）是由遠端收音麥克風裝置與聲音輸出裝置所組成。遠端收音麥克風配戴在聽力損失程度較為嚴重的劣耳，聲音輸出裝置則配戴在優耳，兩台裝置可以透過有線或是無線方式作訊號傳輸。

善原本失衡的方向感，減輕患者焦慮和不安的心理。

配戴「跨傳式助聽器」後，國標舞老師依照我們的建議做復健，定期追蹤，讓原本陷入愁雲慘霧的生活，終於回歸正常軌道。現在的她不僅能夠站在舞台上繼續從事她最愛的舞蹈教學工作，由於耳朵不適所帶來的情緒沮喪、睡眠品質低落問題也一併改善。

跨傳式助聽器讓單側聽損者重獲新聲

突發性耳聾所造成的單側聽力受損原因不可考，它常常無預警發生，令人措手不及，一旦沒有處理好，很容易造成個案憂鬱、不安的心理。

去年夏天，朋友介紹了一位高職老師來我們聽力中心檢查。她是突發性耳聾患者，一耳正常，另一耳幾乎喪失聽覺，這樣的情況已經有半年到一年的時間。在這段期間內，她四處求醫，跑遍各大醫院，嘗試了各式各樣的療法，包括高壓氧治療、類固醇注射等，換來的卻是更多的失望。

因為她的劣耳（聽不到的耳朵）所產生的耳鳴非常大聲，一天二十四小時猶如警鈴般響個不停，讓她每晚都睡不好，久而久之，精神與心情都受到嚴重的影響，最後只好辭去工作，待在家裡。

那天，她在父親陪同之下前來聽力中心，一看到我，就問：「聽力師，你有多厲害？讓我看看呀！我們看了好多醫生，問題就是沒有解決。你可以怎麼幫我女兒？」

完成例行的病史詢問、外觀觀察與常規聽力評估檢查後，高職老師果然是單側極重度感音神經性聽力損失。當我拿出建議配戴的跨傳式助聽器後，她冷冷地說：「一台十幾萬的助聽器，我也戴過了！還不是一樣沒有用！」

而且，正當我準備協助在她的優耳（聽力正常的耳朵）配戴時，她突然推開我的手說：「不要碰我這隻耳朵！我只剩下這隻正常聽力的耳朵了，而且，聽不到的是另一側耳朵，為什麼要在這個正常的耳朵上戴助聽器啊？」

我向這位高職老師與她的父親說明：「不用擔心，這台即將掛在正常聽力耳朵上的助聽器並不會放大任何聲音。我可以讓您父親先戴戴看，確認聲音是否很大聲？」

她的父親戴上後，反問我：「這台助聽器的確沒有放大聲音，甚至於聽不到其他聲音，這樣我女兒戴上怎麼聽得到呢？」

「對！這台助聽器本身並沒有額外放大音量的功能，主要是用來將對側劣耳處助聽器麥克風所接收到的聲音傳遞過來，讓好的耳朵幫忙聽。」一說完，我拍了幾下手，用較大的音量讓他女兒聽聽看，並詢問她是否會覺得耳朵很不舒服。

「不會很大聲欸，是電腦風扇的聲音嗎？」她突然轉頭朝向劣耳側，彷彿在找尋著什麼東西，疑惑又驚喜地問。

接著，我請她的父親在她劣耳的那邊小聲說話，當她父親一開口，很明顯地看到她的表情有了改變，那一剎那，驚訝、雀躍、感動……等種種情緒在她臉上擴散開來。最後，她激動地流下眼淚，說：「我終於聽得到了……」

我告訴她先別急，慢慢來！因為她已經有半年到一年多的時間，處於一隻耳朵聽不到聲音的狀態，必須要重新去習慣、適應聲音，將聽覺與大腦的記憶連結起來。

稍微安撫她的情緒後，我們三人一起走到了大馬路邊，這是屬於不同聲音混合且吵雜的環境。我問這位高職老師，如果我們對著她原本沒有聽覺的右耳講話，她是否能聽到？還有，公車從左向右駛近的聲音，她是否可以辨識呢？

她告訴我，戴上跨傳式助聽器後，很神奇的，不止能夠聽到也可以辨認出聲音的方向。接下來的十多分鐘，看著她不斷轉頭與觀察四周圍環境並且努力熟悉與重新學習，希望盡快的把眼睛所見的畫面與耳朵所聽到的聲音連結起來。這時，換成她的父親忍不住淚崩了，他一邊拭淚一邊說：「剛才真的不好意思，我們之前聽了太多說法，也花了好多冤枉錢，所以一開始很沒信心……」

我對他笑了笑說，「沒有關係，只要能夠幫助你的女兒解決問題就好。」我問高職老師，耳鳴的困擾是否有改善呢？她驚喜地告訴我：「戴上助聽器後，耳鳴好像突然不見了耶！」

很多聽力損失者都會伴隨耳鳴症狀，所以許多個案一開始是想治療耳鳴，對他們來說，耳鳴猶如惡魔般如影隨形、不分晝夜地跟著他們，十分困擾。尤其在壓力大、睡不好的時候，耳鳴更為嚴重。白天時因為有其他環境音，可以分散一下注意力，到了夜深人靜的時候，四周沒什麼外界聲音干擾時，耳鳴會特別明顯且大聲，導致難以入睡。

感音神經性聽力損失者伴隨耳鳴的個案戴上助聽器後，由於透過助聽器補償後可以聽得到較多的環境聲音，因此，比較不會把注意力放在耳鳴上，間接改善了耳鳴的干擾程度。如果沒有戴助聽器的話，因為聽不到周邊的聲音，耳鳴的感受也會特別強烈。

雖然感音神經性聽力損失無法治癒，但耳鳴所導致的困擾可以藉由助聽輔具的介入得到改善。這是因為耳鳴並非從內耳發出，而是從大腦而來。所以，戴上助聽器後會有兩種可能：一是耳鳴真的消失了，另一個可能是使用者比較不會意識到耳鳴的存在，因此配戴助聽器一段時間後，生活作息都會正常許多。

當你出現突發性耳鳴、耳鳴久久不散的症狀時，首先要尋求專科醫師的診斷，先排除危險性耳鳴，例如不對稱聽損、腦瘤。此外耳鳴的根源不見得是源於耳朵，睡眠障礙、胃食道逆流或更年期等身心因素都可能造成影響。導致耳鳴的原因很多，在賴仁淙醫師所著的《耳鳴，是救命的警鈴》一書中，對於耳鳴有很詳盡的說明，我們可以確定的是，耳鳴不會傷害聽力，反倒是提醒我們自身的聽力系統或周邊調控系統可能出狀況了，必須要多加注意才行。

配戴跨傳式助聽器後三個月，老師再度來到我們聽力中心接受後續追蹤。她穿著粉紅色的洋裝，臉上畫著淡雅的妝容，神采奕奕，跟我第一次見到她時的憔悴模樣，簡直判若兩人。她告訴我：「我等下要去參加同學會，而且我準備再回學校上課囉！」語氣之中充滿了喜悅和自信。

聽到她可以重執教鞭，真的很替她感到高興。像高職老師這類單側聽力損失案例不少，由於生理問題進而影響到心理狀態，造成精神萎靡、憂鬱、焦慮等，也是普遍現象。對於這類個案來說，助聽器如果只配戴在劣耳，往往會因為音量過大反而干擾到優耳的聽力接收，使用跨傳式助聽器後，則可以利用聽力閾值較好的耳朵協助聽取與理解對側耳的聲音，將大腦塵封已久的聽覺記憶與聲音重新串連。

在此，要提醒大家的是，就算配戴跨傳式助聽器後對於聲源定位情況有所改善，但是，噪音環境下的語音聽理解與語音辨識能力上與聽力正常者還是不一樣的。這是因為配戴跨傳式助聽器後，仍舊只有一邊耳朵聽到聲音，而另一側感覺聽到的聲音則是「假的」。因此，當噪音源出現在劣耳側，而想聆聽的說話者在優耳側時，取下劣耳側用來傳遞聲音的助聽器反而聽得更清楚喔！

也許有人會覺得，單側聽損患者，還有一隻耳朵的聽力是好的，影響不大。其實，使用一隻耳朵聽，跟兩隻耳朵聆聽是截然不同的。在嘈雜的環境下，一般聽力正常者當語音訊號比噪音訊號音量小十二分貝時，都還能達到基本的溝通需求。但是，單側聽力損失者只要語音比噪音約少六分貝就已經沒辦法溝通了！舉例來說，聽力正常的人在車水馬龍的馬路旁可以很自然地交談，但是單側聽力損失者的溝通效果卻僅達約三成左右。

單側聽力損失問題不可小覷，倘若一邊耳朵聽不好，也會影響到生活品質與人身安全，像是無法判定聲源的方向，因此在開車或行走時、多人對話的環境下都會出現問題。由於接收到的聲音不夠立體，也會影響到平衡、方向感以及身體協調性；此外別人叫自己時沒有回應，容易造成不必要的誤會。

若是先天性單側聽力損失者，即使大腦只有一邊受到刺激，仍然可以藉由學習來辨認聲音，建立「聲音的資料庫」，只要經過一段時間訓練，方向感、專心度都會有明顯的改善。後天性單側聽力損失者因為在發生聽力受損前，雙耳聽覺輸入對於雙側的大腦皮質持續有刺激與聽覺記憶資料庫的建立，因此介入跨傳式助聽器後所需的聽能復健時間較短也較容易，聽力師的工作主要是協助個案漸進式地重新恢復與重新連結對於聲音的記憶。

單側聽力損失族群是聽覺障礙中更容易被忽略的一群，由於仍有一側耳朵聽得見，因此，在日常生活中面對面對話時與一般人無異，但是在團體或是吵雜的對話環境中會因為無法專心聆聽或集中注意力，經常被人們不自覺的認為是不專心或故意不理人而受到誤會，因而導致聆聽與溝通上的困擾，甚至，在目前的障礙鑑定規範中也無法取得任何的障礙認定身分與社會福利的助聽輔具支持。

聽不清楚，讓我很焦慮！

年初收到一封來自北京的微信問候，訊息中提到：「好久不見，近來可好？我想與您一起分享迎接第二胎寶寶的喜悅，也再次謝謝您之前的協助。」

一年前，這位北京的女士慕名而來，請我們替她做完整的聽力測試。她曾在北京的醫院做過聽力檢測，但是，報告上並沒有包括語音詞彙與語音辨識度聽力檢查的部分。

聽力損失者的大腦由於接收到的訊息不完整，無法充分理解判讀所接收到的訊號，即使聽到了，也可能有聽沒有懂，或是誤解成別的意思，進而產生恐慌、猜疑或憤怒心理，害怕與人接觸。這樣的情形也發生在她的身上。

由於情緒波動過大，她在向心理醫生求助後，得知自己已經是被診斷為中到重度的焦慮症，之後持續進行心理和藥物治療。

不過，經過一段時間後，她逐漸發現，聽力的受損才是影響自信、讓她產生社交恐懼、自我懷疑的來源。

經北京朋友輾轉介紹，她找到了我們。第一次見面時，她說：「我的聽力受損問題其實二〇〇八年就發現了，一直以來不夠重視也不願去面對，因為我並不想配戴助聽器，或者說內心不能接受，總覺得是老人家才要戴吧！如果說上天給你關了一扇窗就會打開另一扇窗，我一直在尋找，另一扇窗到底在哪裡呢？」

從這位女士的自述中，可以大概了解她在聽力受損確診之後，給予自己的心理壓力有多大。和小孩、老年人戴助聽器一樣，大人配戴助聽器同樣會有焦慮感，面子問題也會造成社交障礙，信心因而遭受打擊。而長時間累積的心理問題，使聽力惡化衰退，最後整個情緒大爆發！

面對聽力損失問題，除了要及時輔具介入，更需要聽力師發揮同理心和專業協助。所幸，在大家的支持與鼓勵之下，她終於戴上助聽器，也能夠聽到五歲女兒說的悄悄話，心想：「天啊，這簡直是天籟，實在太棒了！」

我曾遇過一個高頻聽力受損者的個案，印象十分深刻。王小姐是一所學校的行政人員，在工作中必須處理一些和廠商聯繫的事宜，每天上班對她來說就如同噩夢一般！像是她在電話中往往詢問廠商至少十次以上才能確認對方說的是「一」還是「七」，在聽不清楚又怕出錯的心理壓力之下，反而更聽不到，讓她感到萬分焦慮，常常覺得自己下一秒就要崩潰了！

現在是網路發達的時代，Line、What's app、ＦＢ等各種通訊軟體十分便利，對於聽損者與他人的溝通來說是一大利器。為了改善工作上溝通不良的問題，王小姐向主管解釋自己的處境後，善用這項通訊軟體聯絡廠商，暫時度過了危機。後來，在家人的建議下，她開始配戴適合的助聽器，總算不再為工作時聽不見、聽不清楚所苦了。

聽覺敏感的焦慮人生

阿娟姊（化名）個性活潑開朗，擁有一大票好友，他們經常會一起結伴出遊、唱卡拉ＯＫ，生活多采多姿。但是，她最近因為原本平靜的生活有了改變，頓時從天堂墜入地獄。

一開始，她是眼睛出現問題，兩週就失去了視力，動過幾次眼科手術後回復視力，之後則是頭痛，接著聽覺變得很敏感，神經外科、神經內科、身心科……都看過了，還是找不到原因。

聽覺過度敏感的原因不明，患者的聽力落在正常範圍，和一般人不同的是，即使是一般的談話音量，對他們而言都是痛苦難耐，所以，在沒有配戴防護工具的情況下，幾乎無法接受外面環境的刺激，例如置身吵雜的街道、搭捷運等。聽覺過度敏感的問題深深困擾著阿娟姊，在她耳裡聽來，周圍的一舉一動、各種聲音都令她感到痛苦不堪，這樣的日子簡直快要把她逼瘋了！在萬分無奈之下，她只好與家人分居，自己一個人獨居。醫生建議她多去公園走走、看看綠色植物，或許會有幫助，但是她不想出門……漸漸地，她變得不愛講話，活在封閉的世界裡，將自己與外界隔絕了起來。

在一個偶然的機緣下，阿娟姊來到我們的聽力中心，看到一臉焦慮、身心俱疲的她，十分令人心疼。

聽覺過度敏感很難找到真正的原因，只能根據個別狀況處理。我們建議她訂製耳模，以降低周遭聲音的干擾。訂製的耳模與外面購買的耳塞不同，由於是根據患者的情況量身定作，能夠貼合使用者的耳型，密閉度和固定性佳，長時間配戴的話也比較舒適。

只是，耳模與耳塞的功能是防護、降低分貝，把傷害的程度降低，無法達到「隔絕聲音」的效果。

聽覺過度敏感的成因複雜，有些人是基因造成，有些人天生就對聲音過度敏感，很怕吵，只要程度不嚴重的話，就不算是病態。很多疾病的發生都是多重因素，例如聽覺比較敏感的人，某天遇到事業、感情不順或身體疾病等重大事件導致情緒出現障礙，便可能造成一發不可收拾的結果。

聽覺敏感好發於有偏頭痛體質的女性，因為這類患者的大腦敏感，不僅容易頭痛、頭暈，對於聲音、嗅覺、溫度、光線等都十分敏感。在臨床上，給予聽覺敏感的病人偏頭痛的藥物，有一部分能得到很好的緩解。

音樂總監的夢魘：噪音性聽損

陳先生是一家製作公司的音樂總監，許多知名廣告的配音及後製都是出自他的手中。他的辦公室擁有專業的百萬級音響設備，家中還有一個房間專門收藏他最愛的ＣＤ，能夠將興趣與工作合而為一，是一件多麼幸運的事。

有一天，他發現自己聽不到背景音樂的高頻細節，以為是錄音設備有問題，但是當這樣的情形接二連三地發生，他才意識到，是自己的聽力出了毛病。陳先生對於自己的音感一向相當自豪，靈敏的耳朵讓他在工作上如魚得水，此時，卻不得不向命運低頭，離開他最愛的音樂崗位，投入其他領域的工作。

只是，原本引以為傲的天賦在不知不覺中喪失，讓陳先生感到沮喪，一時之間，心理難以調適。而遇到必須跟他人溝通的社交場合更令他感到痛苦不堪，在聽不清楚或是聽不到的情況下，常常造成困窘不已的事情發生。但因為還年輕，無法接受自己聽損的事實，遲遲未配戴助聽器。

在一場聚會上，他注意到一名雙耳都戴著耳掛式助聽器的外國女性，在人群中十分醒目，便主動與她攀談。那名中年女性不僅談笑自若，還告訴他：「聲音不只要聽得到，還要聽得懂，和他人交談時才不會產生誤會，其實戴助聽器就像戴眼鏡一樣是一種矯正，也是對他人和自己負責的行為。」

這番話對陳先生來說，猶如醍醐灌頂一般，他開始認真考慮，自己是否該配戴助聽器了。只是，一開始他不了解如何選擇符合自身需求的助聽器，所以即便戴了助聽器，聽力問題並沒有獲得明顯改善，加上他習慣

「有需要時才戴」，效果自然不佳。

對陳先生而言，助聽器的功能不過就是把「聲音放大」而已。在某些場合，一旦密閉空間裡充斥著各種人聲、喧嘩聲，戴上助聽器反而會令他聽得更不舒服。雖然他在日常生活中聽得到聲音，但聲音處理方式與他原本的期望有很大的落差，因此心情變得相當低落。

陳先生告訴我，對他來說配戴助聽器後最大的困擾並非一對一的對話，而是在正常環境下有很多干擾（像是過馬路），或是身處多人空間的狀態（參加聚會），這些來自四面八方的聲音，往往讓他無力招架。即使他把注意力集中在想要聽到的聲音時，環境音仍然遮蔽了音源，導致常常聽不清楚。

了解他的需求後，我協助他做了聽力相關的檢測，並且告訴他聽覺輔具不僅求「有」，更要「適合」的觀念，少了聽力師的專業建議與評估，自行選購的風險可說不小。倘若配戴了不適合的助聽器，不僅無法解決問題，甚至還可能會造成不必要的干擾。所以，必須與聽力師密切溝通，定期回報使用狀況，請他們協助調整，才能符合實際的需求。

隨著聽覺輔具的科技日新月異，十年前的助聽器與現在的助聽器在處理功能上已有相當大的不同。因晶片處理速度提升許多，也改變了聲音分析、語音聚焦等功能，能夠處理輸入的聲音越來越精細，不但可以迅速區分人類所發出的聲音與環境噪音的差異，也能夠針對大部分來自後方的噪音，進行抑制處理，提升了語音接收的清晰度與舒適度。

陳先生重新選配合適的助聽器後，原本的聽力問題果然獲得改善，生活品質也大幅提升，可以重拾他最愛的音樂工作。

你也可能是噪音性聽損高危險群！

陳先生的聽力提早退化，與長期配戴高分貝的音樂耳機有關。噪音性聽力受損是永久且不可逆的，引發「噪音性聽力受損」有兩大關鍵因素：分貝數、時間長短。像是打靶、放鞭炮……這類瞬間可達到一百一十、一百二十分貝的巨大聲響，可能會使得內耳的毛細胞一秒鐘就損壞。如果沒有做好保護措施，很可能造成不可逆的傷害。所以，保護耳朵第一個重點就是遠離噪音源。

其次，是時間因素。若工作場合的噪音達到九十分貝、每天工作時間超過八小時，就會對內耳造成傷害，所以一定要做好防護措施，並且讓耳朵有適當的休息時間才行。

若是長期在高分貝的環境下工作，保護聽力是一件相當重要的事。

工廠作業員、建築工人、機場及車站的地勤人員、ＰＵＢ工作者、牙醫師，這些長期處在震耳欲聾的噪音之下，聽力可能會提早退化，必須在聽力尚未受損前，防患於未然。根據勞動部「職業安全衛生設施規則」第三〇〇條所示，勞工工作場所因機械設備所發生的聲音超過九十分貝時，雇主應採取工程控制，減少勞工暴露於噪音的時間。而噪音超過九十分貝的工作場所，應標示並公告噪音危害預防事項。

如果你也是必須長時間處於高分貝環境的工作者，建議戴上耳塞或耳罩，避免耳朵受到衝擊，造成損傷。雖然耳塞或耳罩並不能完全隔絕所有聲音，但至少能夠降低約二十～四十分貝的音量，減輕耳朵的負擔。

市面上有各式各樣的耳塞與耳罩可供選擇，但每個人的耳道構造都不一樣，有的人戴耳塞很容易掉落，不妨客製化耳模，不管是舒適度、降噪性都會比一般的耳塞、耳罩更好。

從生理層面來看，噪音對耳朵有害，長期處於充滿噪音的環境，有可能引起暫時性聽力損失或永久性聽力損失。從心理層面來看，噪音會影響睡眠、造成工作效率低落、焦躁等反應，久而久之，失眠也可能導致頭痛、頭暈、精神無法集中等副作用。

長時間使用耳機會造成聽力受損!?

在公車、捷運上，不少人戴著耳機聽音樂或是滑手機，也有人習慣戴著耳機一邊聽音樂一邊工作或讀書。很多人會問：「戴耳機是否會對聽力造成負面影響？」

事實上，耳機並非造成聽力不佳的元凶，我們一般人所戴的耳機通常不會超過一百分貝，加上手機會跳出音量過大的警示提醒使用者，所以不用杞人憂天。

在臨床上，因職業傷害造成聽力受損者，比戴耳機而造成聽力受損的人，比例上多很多。如果只是戴耳機講電話、通勤時間聽聽音樂，不會有太大問題。

那麼，戴著耳機聽音樂入睡是否會有後遺症呢？假如是輕柔音樂，例如鋼琴聲還好，若每晚都播放著搖滾樂，一覺到天明，就有可能在不知不覺之中對聽力造成損害。

很多年輕人喜歡參加熱門音樂演唱會、去ＰＵＢ玩樂。在演唱會上，假設你的位子剛好在音響附近，由於距離近、分貝大，兩三個小時下來，可能就會對耳朵產生不當影響。也許當下感受不到耳朵痛或不適，結束後才察覺到有問題，聽力暫時回不來，這種現象稱為「短期性聽力閾值變化（Temporary Threshold Shift，ＴＴＳ）」，算是可逆性聽力損失。而當你因噪音或音量過大導致耳朵會麻會痛，就表示聽力真的受到傷害了。

常見噪音音量等級	
裝潢施工	七十～八十分貝
聚眾高歌	六十～七十分貝
冷氣機（低頻）	三十～六十分貝
飛機引擎聲	一百四十分貝
飛機起降	一百一十～一百三十分貝
營建工地	八十～一百一十分貝
民俗噪音	七十～一百一十分貝
擴音設備	七十～九十分貝

資料來源：行政院環境保護署噪音管制資訊網

長輩的重聽問題，值得你更多重視

某天，有位阿公出現在我們聽力中心，緊張兮兮地說：「聽力師，我耳朵有問題，是不是要戴助聽器啊？」

原來，阿嬤前一天中午帶孫子出去，到了下午還沒回家。阿公心急如焚，找遍了住家附近的游泳池，就是找不到孫子，也聯絡不上阿嬤，很擔心他們出了什麼意外。

在阿公急得像是熱鍋上的螞蟻時，阿嬤終於帶著孫子返家，兩人有說有笑，根本不知道阿公為了找他們兩個急得要命。

阿公氣急敗壞地大罵：「你們去哪裡了？」

阿嬤說：「吼！不是跟你講過要去『汐止』（台語：喜濟）！」

阿公一聽，立刻反駁：「啊～妳明明說要去『游泳』（台語：咻墜）！」

兩人爭執了老半天，原來是阿公聽錯，竟然把「汐止」誤聽成「游泳」啦！

因為這次的烏龍事件，他才知道自己的聽力出了問題。

阿公今年六十七歲，我判斷他可能是屬於身體老化的聽力衰退。做完聽力測試診斷之後，證實是高音頻聽力受損。這類個案往往聽不清楚「ㄐㄑㄒ」、「ㄓㄔㄕ」、「ㄗㄘㄙ」子音，例如將機車聽成「汽車」、想不想聽成「癢不癢」、蝦子聽成「鴨子」或是油雞聽成「油漆」。

聽覺系統因年紀衰老產生的聽覺障礙，稱為「老年性聽障」（age-related hearing impairmen，ARHI）。臨床上，最典型的老年性聽障是呈現雙耳純音聽力圖漸進性下降，除了對於聲音敏感度降低外，理解語言的能力也會跟著退化。所以我們常聽到一些長輩抱怨：「我在安靜的環境下聽得很好，但有好幾個人同時講話或環境吵雜時，就有困難了。」

在許多公共場所，我們常看到有些長者的手機響了很久又大聲，自己卻渾然未覺。我們也很常聽到個案家屬說，當垃圾車靠近時，不知為何老人家都沒聽到，甚至等垃圾車都快開走了，才急急忙忙地跑出去倒垃圾。

老年性聽障的初期徵兆多為聽不到電話鈴聲、聽不清楚他人所說的話，需要重複同樣的話才行。當你發現與家中長輩說話時，對方的反應似乎「有聽沒有懂」或經常「雞同鴨講」，或在背後怎麼呼喚他都沒聽到的時候，不妨協助他們去醫院做聽力檢查。

事實上，聽力閾值的衰退並非發生在六十五歲以上的老人身上而已，生理上一般人的聽覺敏感度從三十幾歲就開始漸漸衰退了！大部分的人可能從五十五歲起陸續出現自覺性的聽力障礙。不過，由於聽力損失的過程緩慢（聽力退化五分貝，大約需要十年的時間），往往不容易察覺。大多數的老年性聽障是呈現雙側耳朵有著純音聽力圖一致、從高頻率聲音範圍開始退化等徵兆，例如聽不清楚細碎的聲音、鳥叫聲。隨著高齡化社會來臨，老年性聽障的族群越來越普遍，倘若長期使用耳機、處於噪音環境，聽力閾值衰退的狀況也會提早發生。

這起「汐止烏龍事件」讓阿公飽受驚嚇，也成為他主動就診的契機。最後，我們建議阿公選配開放耳掛式助聽器，他自己則挑選了白色來搭配他銀白色的頭髮。如此一來，外人幾乎不會注意他耳朵上小巧的助聽輔具。

自從配戴助聽器後，阿公的聽覺靈敏度明顯恢復到將近正常聽力的狀態。他每半年都會來聽力中心追蹤助聽器的使用情況。戴上助聽器、耳朵聽得更清楚之後，本來就愛聊天的他這下子更愛串門子了。

七十五歲以上的老年人，一半聽力有問題

根據世界衛生組織（ＷＨＯ）統計顯示，目前全球約有四點六六億的人口有聽力損失情形，約佔全球總人口數的百分之五，而大部分都集中在中等收入與低收入國家。到了二〇五〇年左右，聽力受損人口數可能增加到九億多人，相當於每十個人當中就有一人有明顯聽力受損的情形發生。統計也指出，全球人口年齡在四十五到六十四歲之間的成年人中接近五分之一開始出現聽力受損；年齡在六十五到七十四歲之間的老年人有近三分之一明顯聽力損失，七十五歲以上的老年人則有超過一半以上有明顯的聽力損失狀況。

老年聽障特點：

- 漸進性高頻聽力閾值衰退的聽力損失
- 通常為雙側、對稱的純音聽力圖
- 對於聲音敏感度降低
- 理解語言的能力隨著聽力損失及年齡的增加而減少
- 身處安靜的環境可以聽得清楚，若同時間有多人說話或是四周環境吵雜時，便有困難

人到了一定年紀，任何器官都會衰退，很多個案來到聽力中心時已經到了聽力嚴重退化的程度，當我們跟他的家人解釋說明時，當事人似乎也沒在聽。因為很久沒習慣使用耳朵去聆聽，他們覺得不是在跟自己講話，就不需要「使用耳朵聽」。

聽覺的聽取與理解聆聽其實是大腦，當聽覺有問題，導致大腦無法

接收到完整的聲音，呈現出來的結果就是誤聽、漏聽或懶得聽。

不少老人家認為：「老了就是會重聽！」有些人則抱持著消極的看法：「老了聽不見就算了，耳根可是清淨不少啊！」或是覺得退休後待在家裡，不需要跟外界有太多接觸，縱然聽力差也沒關係。

大家都知道，視力不好要戴老花眼鏡，但許多老人家聽力狀況不好，卻不認為一定要戴助聽器。他們不願戴助聽器，除了對助聽器不了解，往往是因為：

- 助聽器太貴，捨不得花錢（金錢考量）
- 不用聽太清楚，或是還可以藉由視覺來補償，影響沒那麼大（沒有需求）
- 助聽器掛在耳朵上很大台、不好看（影響外觀、自尊）
- 多數人分享助聽器掛起來嘈雜、聽不清楚而且會嗶嗶叫（別人使用

經驗不佳的印象）

就算家人出於善意，幫他們購買助聽器，最後的下場就是被收進抽屜或家裡某個角落，不見天日。所以，我們經常在衛教方面苦口婆心地宣導，讓老人家們知道，為什麼配戴助聽器對他們來說如此重要。

我們的聽力中心有個個案是七十歲的老先生，一開始老伴強拉他前來選配助聽器，但好說歹說，老先生就是不願意戴，就算動之以情、軟硬兼施都沒用。

我們也花了不少力氣讓老先生了解配戴助聽器的好處，像是可以預防失智症、跌倒受傷……他仍不為所動地說：「不會啦！我現在身體很好啊！我自己會小心的！」

但是有一天，奇蹟出現了。這位老先生突然跑來說要選配助聽器，簡直令人不敢相信自己的耳朵。原來是他的孫子即將出生了，他不希望以後孫子喊他爺爺的時候，自己卻聽不見。

聽到老先生想要改善聽力的動機，在一旁的老太太則是又氣又好笑，甚至吃醋地說他為了金孫就願意做出改變，為了她就不願意。

原來，幸福聽得見

在我們的聽力中心有一位年約六十五歲的個案，平常喜歡運動、打麻將，屬於社交活躍的人。最近因為聽不清楚，前來檢查聽力，並且很快地選配助聽器。

她笑說自己曾經為了專心聽別人講話，一直盯著別人的嘴型看，讓對方誤會是不是對他有意思，造成很大的心理壓力，一度不敢接觸人群了！還好她選擇用積極的態度面對聽力問題，戴上助聽器之後，很快就能適應，重新回到了社交圈，也不再害怕與人互動。

她在聽力中心分享自己的心路歷程時，有個阿婆說，戴上助聽器後老是聽到洗衣機的聲音覺得很吵，馬路上車水馬龍的嘈雜聲也讓人聽了心煩，她笑笑地跟阿婆說：「這就是生活啊！生活裡本來就有各式各樣的聲音啊，我現在能聽到這些聲音，都覺得好幸福！」

這位同是天涯淪落人的阿婆聽了豁然開朗，覺得自己實在不該鑽牛角尖，畢竟聽得見是一件多麼值得慶幸的事情啊！

相對於兒童聽力受損，老年聽損的情形經常被家屬忽視，當我們在社區做老年聽力宣導時，有人會潑冷水地說：「老人家能幹嘛？吃飽穿暖就好了啦！」或者做子女的雖然已買給年邁的父母親助聽器卻不知道使用的狀況，因為沒有住在一起，也很少和他們說話聊天。

人跟人之間的溝通主要是靠口語表達，需要聲音來傳遞情感，所以失去聽覺等於在無形之中跟他人之間築起了一道厚重的牆。很多老人因為聽不到，所以沒辦法回應，旁人不知道他有聽損，只覺得他的反應笨笨的，似乎精神有問題。我就遇過一些個案因為聽不到，難以做出正確反應，而被當成失智老人，被家人送到療養院。

聽力的影響不只是溝通，對老年人來講，少了聽覺刺激，認知能力也會下降。二〇一九年的《JAMA Otolaryngol Head Neck Surg》期刊報導指出，一旦日常生活中少了聽力刺激，反應自然會變差；倘若放任重聽問題不管，罹患阿茲海默症及失智症的風險比擁有正常聽力者高出五倍。就算當事人不見得意識到自己有聽力問題，家人也要有所警覺才行。

老年聽障者由於對聲音的察覺力驟減，也增加了安全上的風險。一旦發生意外，後續的醫療照顧花費不少。所以，在走路、騎車、開車時都要特別注意自身及他人安全。

改善聽力退化，降低失智風險

今年過完年後，有一位高齡九十幾歲的老婆婆由女兒和媳婦陪伴前來聽力中心檢測聽力。老婆婆神情抑鬱地說：「過年期間，三個兒孫好不容易回來，一家人團聚在一起，可是他們跟我說什麼，我都聽不到，不然就是聽不清楚……」

老婆婆的女兒告訴我，這陣子跟母親講話或是呼喊她時，她似乎都沒什麼反應。因為聽力不好，不知道大家在講些什麼，導致心情低落、沮喪，也因此常常和女兒吵架，鬧得不歡而散。

媳婦說很久沒看到婆婆的笑容了，當她帶婆婆去醫院檢查後才發現，婆婆短期記憶能力不佳，算是輕微失智。我們幫婆婆做完聽力檢測之後，發現她原先配戴的助聽器已經不符合目前的聽力狀態，於是重新調整，當她能夠聽得清楚又舒服時，臉上的陰霾也一掃而空！

透過聽具輔具，抵抗失智海嘯

雖說失智症不見得會發生在所有長者身上，但年紀越大風險越高，初期症狀包括忘記東西放在哪裡、記不住最近發生的事，或是性格轉變、情緒不穩等，由於旁人不見得察覺得到，往往因而錯過了治療的時機。

有位輕度失智的個案蔡爺爺，原本左、右耳都配戴助聽器，後來弄丟了其中一耳的助聽器。我們用電腦程式檢視後發現蔡爺爺一天之中使用度不高，大概不到一個小時，猜測可能是助聽器不適合的緣故，所以不常用。

他的女兒說，白天上班前會送他去日照中心上課，但是她發現蔡爺爺和其他人的互動總是有一搭沒一搭的，看起來有些孤僻，晚上接他回自己家吃飯時也很難聊上幾句。吃完晚飯後，女兒會開車把蔡爺爺送回家，再用電話提醒他一些該注意的事情，但是蔡爺爺短期記憶力差，常常忘了助聽器放在哪裡。

這天，我們請蔡爺爺試戴有音樂功能的藍芽助聽器，他竟然跟著旋律唱起歌來，一副興高采烈的樣子！蔡小姐說已很久沒有聽到爸爸唱歌了，看到他如此開心的模樣，忍不住落淚！

蔡小姐決定替爸爸選配具備聆聽音樂和通話功能的藍芽助聽器，過去除了助聽器外，使用者尚需另外購買藍芽接收器，現在最新技術已可以把藍芽功能內建於助聽器。優點包括聽電話更清楚：很多聽損者即使配戴助聽器之後仍然不喜歡接聽電話，原因是電話為單耳聆聽，會出現回饋音，它可以直接透過無線用雙耳接收，聲音更立體，即使在吵雜環境下也能聽得清楚；此外ipad、音樂可以隨時聽，並且改善耳鳴問題，心情更輕鬆。

從此，蔡爺爺不再「鴨子聽雷」，生活品質提升，在日照中心和其他人的互動變多了，之前呆若木雞的情況亦不復見，整個人顯得精神飽滿。我們從事後追蹤也發現，原本蔡爺爺一天使用助聽器一個小時，現在可以長達十幾個小時，表示他真的很喜歡和人接觸，雖然耳朵不靈光，仍然有聽的需求。

面對家中長輩出現聽力狀況時，家人的關心很重要。平時，不妨多與長輩聊天、閒話家常，或是藉由照片來引導他們回想以前的事，讓他們有開口說話、動腦思考的機會，透過這樣的練習可以延緩大腦退化的程度。

最近一些在醫院確診輕度失智症而來的長者，因為擔心自己的失智問題會日益惡化，非常積極地詢問我們，該如何增加聽覺刺激？

我們的大腦需要受刺激才能活絡，視覺與聽覺是很重要的刺激來源，很多老人家年紀大了，體力變差，所以不想出門，待在家裡看電視就成為他們唯一的活動。另外，因為聽力不好，從事一些社交活動時，大家覺得跟他們說話很費力，不太喜歡與他們聊天，漸漸地，他們就開始退出社交圈，跟家人、朋友之間的關係也變得淡薄，形成惡性循環。

如果我們在詢問長輩問題的時候，長輩老是回答「蛤？」重複三次以上，或者答非所問，很可能表示聽力受損了，需要進一步做聽力檢測，確認是器官受損，還是大腦出現問題？一旦發現聽力問題，若不及時處理，很可能讓大腦退化得更快。

聽力閾值退化屬於自然老化的過程，加上現在噪音問題多，不少人也因為慢性病而服用藥物，聽力損失是必然的趨勢。在這樣的情況下，就需要輔具的幫助。國外學者曾做過一項研究報告，他們追蹤有戴助聽器與沒有戴助聽器的人們五年到十年的時間，發現後者罹患失智症的比例是五倍以上，落差非常大。所以，千萬不要認定年紀大了就是會重聽、聽不清楚，不妨將聽力評估納入老年健康檢查項目之一，定期追蹤。如果能藉由聽覺輔具的幫助，讓逐漸喪失聽力的老人家們重新找回自信心和安全感，就能減少一分失智風險！

Chapter 4

不用最貴，但要最適合：如何選擇助聽器？

了解問題，是解決問題的第一步

選配助聽器前，聽力師會先進行完整的聽力評估，檢查項目包括耳鏡檢查、中耳鼓室圖、純音聽力檢查、不舒適音量檢查、語音聽力檢查。

每個人的聽覺功能受損狀況不同，臨床上需評估聽損程度、聽損類型、聽損持續時間、病因、語音辨識率、年齡、使用動機、需求……等因素，推薦合適的助聽輔具，並進行試聽及說明，最好能夠暫借在日常生活中體驗，了解實際配戴效益。

聽覺功能受損較嚴重的個案，單獨配戴助聽器還是聽不清楚的話，聽力師會適時提供不同的協助，例如搭配其他聽能輔助器、專注力訓練、學習聆聽技巧、溝通技巧、陪伴度過助聽器適應期、聽能復健的訓練……

等，以聽力師的專業及經驗提供客製化的解決方案。

體積小，力量大，助聽器比你想的還厲害

目前市面上大多以數位助聽器為主，依據內載運算晶片的功能性有不同等級，常見功能區別有頻道數多寡、寬動態範圍壓縮、方向性麥克風、風噪聲管理、瞬噪聲管理、耳鳴抑制或舒緩、語音優化、自動程式切換、雙耳聆聽電話、雙耳溝通、語音優化、資料記錄功能、回饋音消除功能、移頻或頻率壓縮運算、模擬大腦的訊號處理、無線藍芽功能……等。

頻道數：主要是提供聽力損失程度、語音及噪音的重要性，給予不同音量的補償。頻道數多並不代表聲音的解析能力提升，而是可提供調整的便利性。

寬動態範圍壓縮：助聽器會依據聽損程度，在不同的頻率、音量給

予不同程度的放大量。針對小聲的音量予以放大，針對大音量改以壓縮方式保護聽覺功能，所以不會因助聽器放大音量而使原本的聽力受損，此功能大幅改善手動調整音量的不便。

噪音消除：我們的環境中充斥著許多聲音，會干擾語音的聆聽，增加配戴的困擾。透過噪音消除的功能，能夠讓擾人的冷氣聲、風扇聲、車子的引擎聲……聽起來舒適、柔和一點。

風噪聲管理：當有氣流通過麥克風就會產生擾人的風噪音，像騎車、從事戶外活動時（例如打高爾夫球），容易產生呼呼的風噪聲，可大幅改善此問題。

回饋音消除功能：回饋音消除技術的升級，不但增加配戴的透氣度，也提升音質的自然度，讓人幾乎忘了助聽器的存在，即使長時間配戴助聽器也不覺得累。

自動程式控制：由於現在晶片的運算速度快，可以每秒七百次以上環境監測、精確分析環境狀態、自動切換到不同情境，使用者不須手動調整，在不同環境下都能聽得清楚及舒服。

瞬噪聲管理：優化突如其來的聲音，例如喇叭聲、東西撞擊聲……可增加配戴的舒適度。

頻率壓縮：當高頻受損較嚴重時，大腦無法有效地辨識高頻音，透過頻率壓縮可將聲音完美轉換到其它頻率帶，有助於提升高頻音的察覺及辨識能力。例如可聽到電話聲、電鈴聲、說話中的氣音，像是ㄒ、ㄔ、ㄙ……

無線藍芽功能：主要提升訊噪比，增加聚焦的效果。臨床上大多能有效地提升語言的分辨率及降低聆聽的疲累度。藍芽功能經設定後透過無線技術傳輸，使用上非常便利。聆聽手機電話、音樂或收看電視的效果佳。

面對這麼多功能，到底要如何選擇合適的助聽器才好呢？

1.考慮病史、聽力圖的嚴重度：助聽器的功率是否足夠補償聽力損失的程度。

2.聽覺功能退化程度：助聽器屬於復健醫學，無法讓受損的聽覺功能完全恢復，受損越嚴重，越需透過助聽器技術來補償其受損功能。

大多的聽損者都有內耳神經受損的問題，選配助聽器前應先確認裸耳（配戴前）的語言辨識能力，建立合理的期望值。除了助聽輔具外，還需聽覺技巧的學習、視覺線索的提示、聽能復健課程的介入、家人的配合，或其他聽能輔助器來提升語言的清晰度。

3.配戴舒適度：早期在選配助聽器時，常見戴上助聽器後產生異物感，或耳朵塞住後，自己的聲音聽起來有迴音。近十年來，因助聽器回饋音消除功能提升，此問題可使用開放耳掛式助聽器來克服。

4.操作能力：助聽器體積越做越小，美觀固然重要，臨床上要考慮的是聽損者操作的便利性。針對年紀大或視覺不良者，可選配充電款助聽器、避免使用太小的助聽器，考慮配戴及取下的便利性。

5.音質：每個人對聲音的喜好不同，聽力退化的程度也不同，建議依照預算、配戴效果及個人喜好來選擇合適的助聽器。

6.聆聽需求：聽損不只影響溝通，很多聽損者在生活中因聽不清楚導致缺乏自信、社交活動的意願降低，或是工作品質低落，人際關係也大受影響。選配助聽器時需做整體考量，切勿隨意購買。

7.外觀考量：過去助聽器常被汙名化，很多人把戴助聽器和「老」、「殘障」畫上等號，不希望被貼標籤，即使有聽力問題也不願意配戴助聽器。現在助聽器體積越來越小，不妨考慮迷你開放耳掛式或深耳道型。

8.抱持正確的觀念：助聽器有幫助耳朵收集聲音給大腦聆聽的功能，

要常戴才能適應，也才會聽得越來越清楚。很多人擔心戴助聽器會產生依賴心或越戴聽力問題越嚴重，有需要時才使用，結果還是聽不清楚。

9.個人喜好：有配戴經驗者可依個人喜好來做推薦。

10.是否罹患相關疾病：助聽器平均使用三至五年，保養得好可使用七至十年。糖尿病或腎臟功能不佳者，聽力退化的速度較一般人快，一旦聽力產生變化，助聽器可連接電腦調整，所以要預留聽力退化的調整空間。

11.耳道狀況：耳朵分成油性耳與乾性耳，油性耳會流水的個案要特別留意助聽器機種的選擇，建議以耳掛型為主，日常需特別注重清潔及保養，避免零件損壞。

不只聽得見，還要聽得舒適

配戴助聽器需適應期

不少人以為，助聽器就是放大聲音，讓聽不到、聽不好的人「聽見」就好，卻忽略「聽得舒適」的重要。假設在不清楚自身聽力與助聽輔具的狀況下，隨意選擇助聽器的話，聽力問題很可能無法獲得解決，像是無法過濾一些不必要的噪音，太多噪音一下子竄入耳裡，導致戴了不舒服。

戴上助聽器並非一勞永逸，聽力損失者因聽覺功能的受損加上大腦長時間缺少聲音的刺激及輸入，配戴助聽器初期常見對聲音的察覺、辨識能力不足。所以，不管使用哪一種助聽輔具，都需要進行聽能訓練、復健，才能發揮聽覺潛能，達到良好效益。助聽器的適應是循序漸進的，要給耳朵時間去習慣外部的聲音與音量，讓聽覺輸入與大腦聽覺記憶之間的連結慢慢補回來，達到最舒適、清晰的狀態。

第一次配戴助聽器時，我們會請個案在安靜的環境下練習一對一對話，在熟悉環境中分辨生活裡常見的聲音，例如電話聲、電鈴聲、腳步聲、敲門聲、各種電器的聲音，配戴時間從一天二到四小時，慢慢增加至一天八小時，漏聽或誤聽的狀況往往可以改善八成以上。

除了考慮個案的聽力及需求外，對視覺不良或年紀大的聽損者來說，如何操作也是一大考驗，看不清楚、手指動作不靈活、手抖等問題，可能會影響他們更換電池或配戴助聽器的意願，充電式助聽器可以降低這類問題的發生。

隨著數位科技進步，助聽器已具備自動調整、語音聚焦的功能，助聽器適應問題往往在選配後三個月就能完成。選配助聽器後三個月是關鍵期，包含使用說明指導、後續追蹤、復健等。之後還需要例行追蹤聽力變化，進行調整。

聽力師的工作，除了執行聽力檢查、語音辨識、選配助聽器等，很多時候必須花時間跟客戶溝通，協助他們擁有正確的知識。在選配助聽器過程中，除了檢測結果，還會依照客戶的喜好、需求與生活習慣，提供適當的建議。

如果您發現助聽器有以下問題時，建議跟聽力師討論：

- 配戴時頭痛不舒服
- 日常環境音讓您覺得刺耳或過大聲
- 助聽器出現嘯叫聲（嗶嗶聲）
- 忘記如何操作助聽器

聽力師的任務是讓個案能夠適應各種不同情境，在多人及複雜的環境下也能夠進行溝通，講電話、看電視都能夠聽得清楚。而藉由助聽輔具的幫助，幫助他們克服生活中的各種障礙，進而改善生活品質，則是我們的終極目標。

這麼多種助聽器，哪一種適合我？

助聽器依外型可分成耳掛型及耳內型。聽力師會依照聽力檢測結果給予建議，有的全系列皆可使用，有的僅適用部分外型。

耳掛型：

一般耳掛式助聽器：

耳勾大多連接耳模來固定助聽器，適用各種類型的聽力損失，特別是重度聽損者、嬰幼兒及學生族群、手指精密動作不良者。依照助聽器大小，放大功率不同；助聽器越大台，其功率越高。

優點：助聽器透過耳模來固定，當耳朵長大時或出現密合度不佳時，只需更換耳模，對嬰幼兒族群來說，相對成本較低。另外，學齡階段建議使用調頻系統來幫助學習，耳掛型助聽器大多可搭配音靴使用。由於體積較大，對於精細動作不佳的人來說較容易操作。

開放耳掛式助聽器：

助聽器配戴者最大困擾莫過於配戴助聽器後因耳道被封閉產生的閉塞效應[2]。隨著科技的日新月異，幾乎各大知名品牌都以此款式類型的助聽

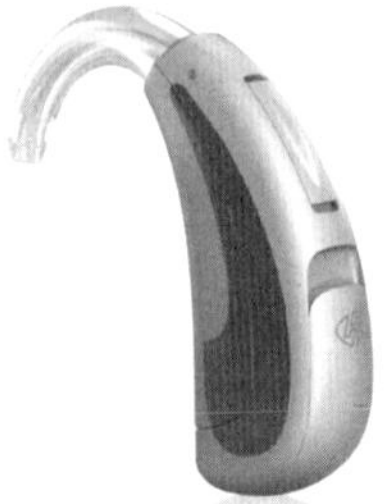

耳掛型助聽器

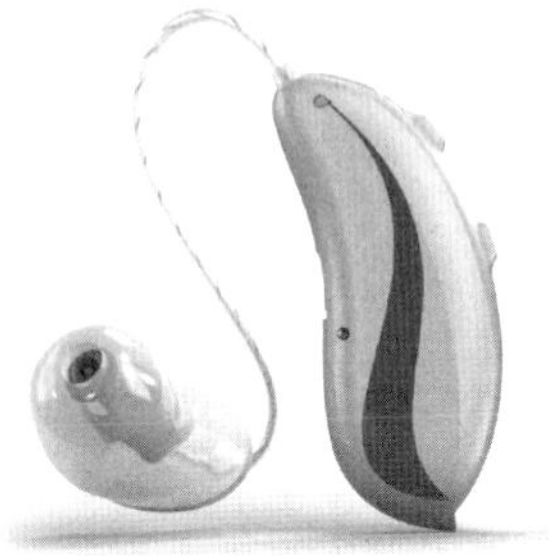

開放耳掛型助聽器

器為主推機款，它以精巧的主機搭配喇叭與透氣耳塞，使得配戴更清楚舒適，大幅提升使用者的滿意度及配戴率，成為全球使用率最高的外型。

優點如下：

1. 外觀輕巧隱密。
2. 可支援輕度至重度聽力損失補償。
3. 配戴舒適、較無異物感，有效提升配戴意願及縮短適應期。

2.閉塞效應：覺得自己講話有迴音感，主因在配戴助聽器後低頻能量無法自耳道釋出，在耳道內產生共振的結果，常見於訂製型機種。

	開放耳掛式助聽器	一般耳掛式助聽器
耳內固定方式	大多使用透氣耳塞	需訂製耳模
透氣度	高	低
助聽器體積	非常小	大
舒適度	好	異物感
音質	自然	悶塞感

4. 透氣度佳，音質自然。
5. 較能保留原有的聽力功能，音源定位功能佳。
6. 試聽滿意即可選配，不需要等候訂製時間。
7. 使用方便。
8. 在吵雜環境下聆聽滿意度高。

耳內型助聽器：

依照大小可分成三種：耳內式（體積較大）、耳道式（體積中等）、深耳道式（體積最小）。體積越大，功率越高。

優點：助聽器在耳內較不用擔心汗水導致故障問題。麥克風就在耳道口，聽電話較方便、方向性及收音都較耳掛型助聽器自然，特別是深耳道式助聽器有利於前方收音。體積越小，外觀越隱密。

缺點：耳朵容易流水或發炎者較不合適，喇叭容易故障，適用中度至中重度聽損者，輕中度聽損者配戴容易產生閉塞效應，重度以上聽損者可能會有功率不足的問題。此外，由於青春期之前的兒童耳朵仍持續生長，因此不建議配戴。若耳道太小者無法組裝零件，也不適用。

耳道型助聽器：

大小適中，使用較方便，是耳內型系列中較常選擇的外型。

深耳道型

優點：有耳殼當屏障，前方收音效果非常

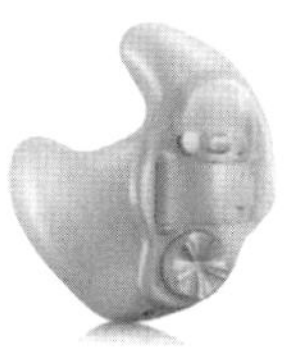

全耳型耳內機

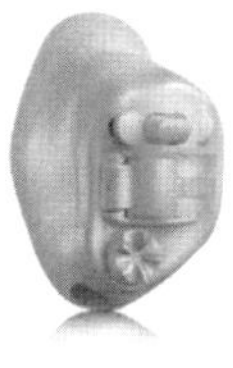

耳道型

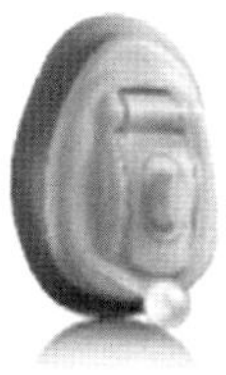

深耳道型

好。體積小、外觀隱密。

缺點：耳內型系列中功率最小，容易有回饋音問題。無充電款，使用最小的10A電池，精細動作不佳者不易更換電池，且因電量較少，電池耗用花費較高。

保養TIPS

助聽器是相當精密的儀器，日常的保養照顧絕對不可以少。由於台灣氣候潮濕，建議助聽器每天都要除濕，比較能夠維持使用壽命。

目前的助聽器與電子耳聲音處理器雖然都使用了IP68[3]防塵防水的科技，針對內部晶片、外殼皆有改良，不像傳統助聽器會因汗水或雨水滲入造成損壞，但是仍舊需要每天使用後置於乾燥除濕盒中，以避免造成鏽蝕。

1. 助聽器不使用時，請打開電池蓋，並將助聽器放置盒子內。
2. 使用任何頭髮相關產品（例如髮雕噴霧）時，請務必取下聽覺輔

3. IP是國際等級（International Protection）的縮寫，後面的兩個數字分別表示固體與液體的防護能力，也就是說IP68中的6是防塵等級，8則是防水等級。

具，以免輔具堵塞而無法正常運作。

3. 洗澡或淋浴時請勿配戴助聽器，注意不要讓它浸泡在水裡。
4. 如果助聽器淋濕，千萬不要用吹風機、烤箱、微波爐烘乾。此時請勿操作任何控制按鈕，應立即打開電池蓋，並讓助聽器自然風乾二十四小時。
5. 助聽器避免接觸過高的溫度，像是吹風機，或放在汽車駕駛座抽屜內、儀表板、鍋爐附近。
6. 定期使用Dri-Aid套件等除濕機，可避免腐蝕。
7. 請勿讓助聽器掉落重摔或在堅硬的表面上敲擊。
8. 清潔助聽器前務必清除上面的耳垢。

助聽器耳模

助聽器耳模一般分為軟模、硬模兩大類型，它如同製作齒模一般，必須先取得耳型才能訂製而成，由於是依照使用者的耳道形狀倒模，因此能貼合使用者的耳型，戴起來更加舒適穩固，發揮助聽器最佳聆聽效果。軟模材料一般使用矽膠，用於深度弱聽人士或兒童；硬模則採用UV聚合膠，幾乎大部分情況下均可使用。

1.耳道型：僅耳道部分，適合聽損程度較輕度者。

耳道型耳模提供最佳的舒適性，及外觀的隱密性。它需要較長的耳道長度以提供較好的固定性。

建議材質：壓克力（硬質）

適用聽損：輕度到中重度

2.半耳型：覆蓋二分之一耳閈腔，適合聽損程度稍嚴重者。

半耳型耳模，提供較全耳型耳模配戴時，舒適性更佳且尺寸較小，所以很容易配戴。

建議材質：矽膠（軟質）或壓克力（硬質）

適用聽損：中度到重度

3.全耳型：覆蓋全耳閈腔，適用於聽損程度重度以上或兒童。

全耳型耳模外型特別的飽滿緊實，可提供極佳的密閉性，以降低回饋音產生的可能性。

建議材質：矽膠（軟質）

適用聽損：重度到極重度

4.耳道固定型耳模：耳道固定型耳模，與耳道型耳模相似，可以提供最佳固定性。

建議材質：壓克力（硬質）

適用聽損：輕度到中重度

5.深耳道型耳模：提供最佳外觀隱密性。

建議材質：壓克力（硬質）

適用聽損：輕度到中重度

6.骨架型：覆蓋全耳胛腔、鏤空中央只留取邊緣部分，適合中、輕度弱聽。

骨架型耳模，兼具配戴時緊密性及舒適性，因為它可以提供最佳舒適性及固定性。

建議材質：矽膠（膠質）或壓克力（硬質）

適用聽損：輕度到重度

7.開放耳掛式助聽器：此為一種較先進的開放耳掛式助聽器專用耳模，放置於耳道內，不需使用一般耳模管，而是直接將助聽器外置的接收器，固定在耳模的預設位置，再放入耳道使用，適合聽損程度輕至重度者使用。

建議材質：壓克力（硬質）

適用聽損：輕度到重度

保養TIPS

1. 將耳模與助聽器分開，注意將左、右耳的助聽器分開擺放。
2. 使用溫和的清潔劑清洗耳模。
3. 用溫水或冷水（不可使用熱水）徹底沖洗耳模及耳模管，不讓清潔劑殘留。
4. 用乾布將耳模擦乾，再用冷風吹乾。
5. 迷你型必須由技師拆除清潔。

助聽器大哉問，一次回答你！

1. 聽力損失到什麼程度需要配戴助聽器？

經由完整專業的聽力評估檢查後，可以得知聽力損失的程度與類型。一般來說，只要聽力閾值少於二十五分貝，即代表對於生活周遭的聲音察覺低於聽覺正常靈敏度者。因此，若經由醫師評估醫療介入改善後仍確定有聽力損失情形的話，應該立即配戴助聽器輔助。

2. 輕度聽力受損也需要配戴助聽器嗎？

如果這樣的情形發生在學習階段的兒童的話，會造成學習上的落差。倘若發生在青壯年身上，在互動頻繁的社交場合與職場上，也容易因為聆聽不專心與遺漏造成人際的困擾。

輕度的聽力損失最常發生於中、老年人，經常性聽覺遺漏初期會造成大腦刺激的缺乏，進而導致誘發失智症的風險高於一般人。因此，即便是輕度聽力受損也應尋求聽力師協助評估，配戴助聽器。

3. 助聽器只戴單耳可以嗎？

聽力受損不一定會呈現對稱，倘若聽力評估結果顯示有一側聽力受損退化，建議配戴助聽器，補償該耳的聽覺敏感度。倘若雙耳均有聽力受損情形，建議同時配戴助聽器，以免造成對於聲音接收的不平衡，在噪音環境下無法專注。

4.助聽器戴久了是不是容易傷害聽力？

數位式助聽器音量設定除了會依據個別聽力損失程度客製化外，對於助聽器的最大輸出（MPO）也有保護的控制，可以按照配戴者耳朵共振頻率做修正。因此，只要是符合專業的助聽器設定方式並不會有傷害聽力的情況發生。

但是，由於身體各器官均有「用進廢退」情形，當聽力損失產生後未能提供足夠的聽覺刺激，很容易導致殘餘的聽覺毛細胞活性衰敗，讓聽力敏感度與分辨能力越來越差。

5.助聽器電池需要更換嗎？

目前除了少數新款助聽器內建鋰（Li-ion）電池以外，大部分仍舊以使用拋棄式的鋅空（Zine-air）電池為大宗，依外型大致分為675、13、

312與10A型號。在一天八至十二小時的正常使用量下，使用時間依序為三至四星期、兩至三星期、一至兩星期、一星期左右。

6.助聽器越貴，就一定越好嗎？

目前在台灣，助聽器依據衛生福利部食品藥物管理署公告，屬於第一級醫療器材，因此必須有醫療器材許可證申請才可以進行進口或是銷售，並非一般性電子產品。

目前各廠牌入門款助聽器價格約一至兩萬元左右、標準款式約五至六萬元，最高功能等級約十四至十五萬元整。不論使用何種等級的助聽器，建議都必須先接受醫師診斷評估與聽力師的詳細檢查後，進行參數設定，才能發揮最高價值。

7.為什麼配戴助聽器之後仍然「有聽沒有懂」？

大部分聽力損失屬於不可逆的感音神經型聽力損失，因此，一旦損傷就沒有辦法再回復原有的聲音頻率解析度。助聽器的功能主要在於補償音量的損失，搭配方向性麥克風技術、噪音抑制技術、音量自動控制系統與語音加強功能，最多也只能儘量將主要想聽取的聲音篩選後傳入耳朵，還必須配合其他視覺補償、句法線索等輔助才行。

8.助聽器沒有聲音時如何解決？

以下是助聽器沒有聲音的可能原因，提供給使用者在第一時間內排除無聲問題。

原因	解決方法
助聽器沒有開啟	檢查電源按鈕及電池電量，如仍無法開啟請洽聽力中心維修。
音量不夠大聲	將音量控制旋鈕試著調大聲，並檢查出音孔或耳模管是否被耳垢塞住
耳模或耳塞內有水氣	放入乾燥罐去除水氣或使用吹氣氣球，吹出水氣。
出音孔或耳模管被耳垢塞住	使用清潔刷或吹氣氣球清出耳垢。
助聽器太潮濕	放入乾燥盒內一天以後再戴，如仍有問題，請送回聽力中心維修。
電池蓋沒關	電池蓋外觀是否破損影響密合。
電池沒有正常供電	使用測電條確認電量，如確定有電無法正常供電，請洽聽力中心維修。
電池放置的方式和位置有誤	重新調整電池擺放位置。
電池髒污或腐蝕	換新電池。
電池簧片髒污或腐蝕	請送回聽力中心維修。
助聽器的麥克風故障	請送回聽力中心維修。
連接線的連接方式有誤	依說明書指示重新連接線材。

9.助聽器為什麼會發出嗶嗶聲？助聽器有雜音時怎麼做？

一般助聽器所發出的「嗶、嗶」聲稱為迴饋音，主要產生原因是助聽器麥克風所接收的聲音經過擴大器處理放大輸出後，被麥克風接收產生循環效應。

原因	解決方法
衣物摩擦產生的噪音	麥克風儘可能避免受到衣物的摩擦。
風吹產生的噪音	儘可能避免助聽器直接吹到風。
音量控制開關被轉到最大	調整音量控制開關到正確位置。
助聽器的麥克風故障	請送回聽力中心維修。
電池簧片接觸不良	請送回聽力中心維修。
音量控制旋鈕有灰塵	將控制旋鈕前後轉動數次以鬆動灰塵，必要時可用清潔液擦拭。
助聽器的增益量太大或太小	依使用者舒適度調整音量控制旋鈕或回聽力中心進行調整。
聽力的狀況有改變	請回聽力中心重新評估聽力狀況，並調整助聽器增益量。
使用者對聲音的辨別度較低	換與使用者對話時放慢速度。

10.助聽器的使用年限是多久？

一般來說，助聽器正常使用年限是三到五年。當你發現就算戴上助聽器，仍然聽得吃力，就表示必須重新檢測聽力跟調整輔具了。

助聽器屬於醫療器材，同樣也是電子產品，隨著助聽器科技的進步，防水抗塵的技術也不斷升級，因此，助聽器硬體的耐用度期限不斷延長。對於助聽器使用者來說，他們需要聽取更清晰的語音，大部分的人並不會等到助聽器真的損壞後才更換新款助聽器，而是依照自己需求。

11.為什麼戴上助聽器看電視還是聽不清楚？

助聽器設計上主要是對於周遭一至二公尺內的範圍作為最佳收音距離。一般來說，電視的觀賞距離通常在三至四公尺左右，喇叭所發出的聲音通常也混雜著多人說話聲與背景音樂，再加上客廳環境的聲音迴響與干擾，對於初期使用者來說，清晰的聆聽是有困難的！這種狀況往往需要經過幾個星期甚至數個月的練習才能達到良好聆聽效果。新款助聽器通常可以搭配專屬的電視無線設備，將電視喇叭聲音透過藍芽直接傳遞至助聽器，進而達到更好的聆聽效果。

12.助聽器為什麼要定期調整？

助聽器音量的參數設定會依照使用者客觀的聽力損失程度、主觀的聲音聆聽感受度，與不同時期對於聲音的適應度而調整。因此，定期的聽力評估追蹤與音量設定參數調整是必要的！漸進式的音量調整與適應對於聆聽能力提升更是事半功倍。一般來說，建議至少每三個月回助聽器公司進行一次較為徹底的除濕與保養。

13. 助聽器適合長久配戴嗎？

助聽器主要目的是對於周遭聲音的聽取與聆聽能力，儘量補償至聽力受損前的能力。因此，如果助聽器的音量設定適當且配戴舒適，使用的時間越長，即透過助聽器補償後而聽取到的聲音越多，對於大腦原本該有的刺激補償也越多。

附錄

荷包扁扁沒關係，政府補助你

申請資格

1. 使用者須於申請地設籍，且居住六個月以上。
2. 領有身心障礙證明（身心障礙手冊）。
3. 聽力損失介於五十五分貝～一百一十分貝之間。

詳情請參考各縣市社會局網站

十八歲以下或二十五歲以下，國內日間部在學學生：單耳最高補助兩萬元，雙耳最高補助四萬元。

初次申請時年滿 六十五歲以上者，補助額度以B款標準為限。

助聽器每三年可申請一次補助，十二歲以下可兩年申請一次補助。

已裝置人工電子耳之該耳不得申請助聽器補助，但電子耳耗材依各縣市規定辦理補助。

以上以各縣市實際辦理情形為主，如有更動，以修正後之法規條文為準。

單耳補助	一般戶	中低收入戶	低收入戶
助聽器 A款（口袋型）	2,000元	3,000元	4,000元
助聽器 B款（類比/手調式數位型）	3,500元	5,250元	7,000元
助聽器 C款（數位式）	7,500元	11,250元	15,000元

＊此表為單耳補助金額，金額單位為新台幣。

助聽器補助流程

步驟一：到指定醫院申請聽力評估

攜帶「身心障礙手冊」與「健保卡」到政府指定之鑑定醫院或輔具中心申請評估，通過評估後由醫院開立「九號輔具評估報告書（嬰幼兒需加作十號）」及「診斷證明書」。

攜帶文件：

1. 身心障礙手冊
2. 健保卡

步驟二：到鄉鎮市區公所填寫「助聽器補助書」

三個月內，攜帶前項「輔具評估報告書」及「診斷證明書」，到戶籍所在地鄉鎮市區公所社會課／局填寫申請「助聽器補助書」。待社會局核定使用者可否購買（約七至十四天），並核發「核定函」予申請人後，才可前往助聽器公司購買助聽器。

攜帶文件：

1. 三個月內「輔具評估報告書」、「診斷證明書」
2. 身心障礙證明（手冊）正反面影本
3. 身分證正反面影本
4. 戶籍謄本或戶口名簿影本
5. 申請人印章、郵局帳戶存摺影本（補助款匯入用）

步驟三：購買助聽器後，送交資料至公所覆核

使用者收到「同意補助核定函」後一個月內，檢附購買「核定函影本」、「助聽器發票」、「助聽器保固書」，送交鄉鎮市區公所社會課／局覆核。

● 申請／符合C款要注意：覆核資料要多加「輔具評估報告書（二十五號）」，帶著購買的助聽器回指定鑑定醫院申請評估即可。

攜帶文件：

1. 購買助聽器之發票（需載明助聽器公司、型號、種類）
2. 助聽器保固書
3. 輔具評估報告書（二十五號）：申請C款輔助者需檢附

如果覆核通過，約一個月左右補助款將直接匯入申請人帳戶。

國家圖書館出版品預行編目資料

聽力保健室：專業聽力師教你打造優質「聽」生活！
/ 黃銘緯、曾雪靜著 .-- 初版 .-- 臺北市：平安文化 .
2020.02 面；公分（平安叢書；第 648 種）
（真健康；66）

ISBN 978-957-9314-46-6（平裝）

416.812 108022231

平安叢書第 648 種

真健康 66

聽力保健室

專業聽力師教你打造優質「聽」生活！

作　　者—黃銘緯、曾雪靜
發 行 人—平　雲
出版發行—平安文化有限公司
台北市敦化北路120巷50號
電話◎02-27168888
郵撥帳號◎18420815號
皇冠出版社(香港)有限公司
香港上環文咸東街50號寶恒商業中心
23樓2301-3室
電話◎2529-1778　傳真◎2527-0904
總 編 輯—龔橞甄
責任編輯—平　靜
美術設計—嚴昱琳
著作完成日期—2019年10月
初版一刷日期—2020年02月

法律顧問—王惠光律師

讀者服務傳真專線◎02-27150507
電腦編號◎524066
ISBN◎978-957-9314-46-6
Printed in Taiwan
本書定價◎新台幣280元/港幣93元